"十四五"国家重点出版物出版规划项目

智慧医疗研究进展
Research Progress of Smart Healthcare

数字健康

自主神经系统大模型、数字评测和干预

吴健康 著

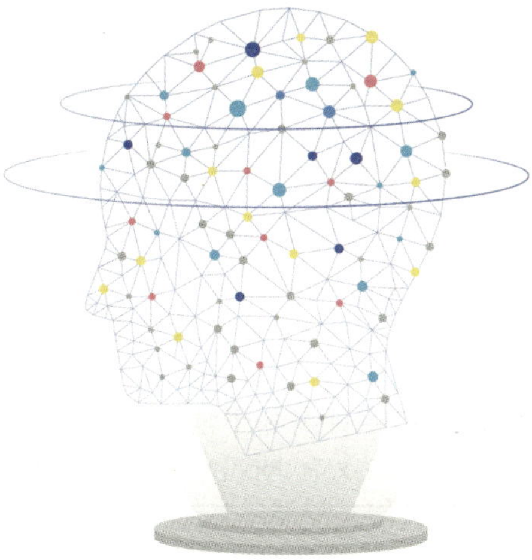

中国科学技术大学出版社

内 容 简 介

本书主要介绍自主神经系统的数字评测和干预，内容包括自主神经调控系统的生理病理学、信息与系统、贝叶斯网络动态系统大模型，自主神经系统数字评测和干预技术以及在此基础上研发的数字健康评估和调理方法及其临床应用研究。可为人体中枢自主神经系统的定量分析、评测和干预提供方法和工具，也为神经、心肺、消化、心理等临床提供精准诊断的数字证据，并为心理、心肺、糖尿病等疾病的康复，老年人的智慧康养提供靶向指标和神经干预方法。

本书可供生物医学、信息科学等领域专业人员及对数字健康感兴趣的读者阅读使用。

图书在版编目(CIP)数据

数字健康：自主神经系统大模型、数字评测和干预 / 吴健康著. -- 合肥：中国科学技术大学出版社，2025.6. --（智慧医疗研究进展）. -- ISBN 978-7-312-06293-3

Ⅰ. R199.2-39

中国国家版本馆CIP数据核字第2025J7T236号

数字健康：自主神经系统大模型、数字评测和干预

SHUZI JIANKANG：ZIZHU SHENJING XITONG DA MOXING、SHUZI PINGCE HE GANYU

出版 中国科学技术大学出版社

安徽省合肥市金寨路96号，230026

http://press.ustc.edu.cn

https://zgkxjsdxcbs.tmall.com

印刷 合肥市宏基印刷有限公司

发行 中国科学技术大学出版社

开本 787 mm×1092 mm 1/16

印张 9.5

字数 231千

版次 2025年6月第1版

印次 2025年6月第1次印刷

定价 50.00元

序

数字健康技术是实现“健康中国”宏伟目标的核心。本书从人体自主神经调控系统的数字建模出发，研究自主神经系统的数字评测和干预技术，解决健康和疾病的中心问题。

诚然，人类认识世界，小到量子，大到宇宙，再到人类自己，其发展道路都遵循：积累物理学（或动力学、生理学等）实验数据，建立物理学数学模型，实现基于模型的数字智能应用。典型的就是人工智能的大语言模型Deepseek和ChatGPT，其所显示出的强大的语言交互和问题解决能力以及所产生的影响，超出了技术层面。

然而，在医疗健康领域，特别是关系到人类健康和疾病的中心——自主神经系统的数字建模，鲜有同类工作。吴健康教授和他的团队，近20年来坚持信息和系统科学与生物医学跨学科研究，建立了自主神经系统的生理病理学、信号和动态系统大模型，初步形成了自主神经系统的数字评测和干预的理论、技术、评测指标和临床应用示范。我相信，吴老师的这一开创性工作，将引发自主神经系统评测和干预领域更多、更深入、更有价值的研究成果，充实到数字健康应用中去。

我认识吴健康教授是他在中国科学技术大学任职期间。作为中国科学技术大学的杰出教师代表之一，他于1990年获得国家教学委员会和国家科学技术委员会联合授予的“全国高等学校先进科技工作者”称号。从学子到教授，他在中国科大的27年里，“科大人”的意识和“科大精神”早已融入他的血液。这本书不仅介绍了自主神经系统大模型、数字评测和干预的理论和技术，也给我们展现了他以古稀之年，坚持跨学科研究20年之久，勤奋严谨、求是创新、自强不息，终成正果的故事。

莫道桑榆晚，为霞尚满天。当我们欣赏吴老师的满天晚霞的时候，也希望这本书的出版引来这一领域的明媚朝霞和灿烂阳光。

中国科学院院士

中国科学技术大学校长

常进

前　言

自主神经系统是健康和疾病的中心,近期生物医学的研究进展和临床需求,已经把它推向了医疗和健康的中心舞台。国际权威机构,包括美国国家卫生研究院、中国国家自然科学基金委员会,都将“自主神经调控与重大疾病”列入重大研究计划,提出研发自主神经系统数字评测和干预的新技术、新设备的强烈需求。

本书讲述了我和我的团队近20年的探索性研究成果:建立了自主神经系统的生理病理学、信号和动态系统大模型,初步形成了自主神经系统的数字评测和干预的理论、技术、评测指标和临床应用示范。

回顾这些年来坚持信息和系统科学与生物医学的跨学科研究,感触颇多。

2003年,我获得新加坡科技研究局3个项目的支持,开始了将信号与系统科学融入生物医学,研发数字健康技术的征程。

感谢时任中国科学院自动化研究所所长谭铁牛院士和时任中国科学院研究生院书记邓勇同志,在他们的支持下,我于2006年组建了传感网络和应用联合研究中心(SNARC),建立了我的基础研究平台。

南京是“六朝古都”,别称“建康”,同时南京也是我从事数字健康事业的福地。

自主神经系统数字评测和干预的技术和设备必须走出实验室,接受临床试验验证和药监局检验。这远比实验室研究要难。自2014年入驻,在南京市以及栖霞区的大力支持下,2017年自主神经调控能力系列指标形成,迷走神经评测和增强干预的临床试验取得成果,产品申请注册。

2018年,南京市栖霞区政府、中科院创新孵化投资有限责任公司、我的团队签署三方协议,成立“中科南京数字健康产业技术研究院”。在这个平台下,自主神经系统评测和干预的理论和技术得到进一步发展,临床应用研究拓展加速。

在临床应用研究中，得到了江苏省人民医院、北京医院、渥太华大学医院、中国科学院大学附属怀柔医院、北京大学第一医院、中日友好医院、上海同济医院、无锡市人民医院、浙江大学绍兴人民医院、广州医学院第一医院、北京协和医院、东南大学中大医院、西安交通大学第二医院、阜外医院等的有关专家和团队的支持和帮助。

自主神经系统的数字评测和干预是国际研究前沿。高处不胜寒，前沿技术的应用和推广困难重重，医疗领域尤其如此。这些年来，我的老伴鲁章英一直陪伴左右，给予力所能及的支持。她说为了我们的事业，无怨无悔。

本书所呈现的仅是自主神经系统评测和干预理论与技术的雏形，愿以此抛砖引玉，迎来这一领域的进步和繁荣。

谨以此书，献给中国科学技术大学，我的母校，她严谨和进取的学风让我终身受益；毕业留校工作的22年里，我从一个青年学子成长为颇有自信的学者。

献给南京市，我的家乡、我的福地！

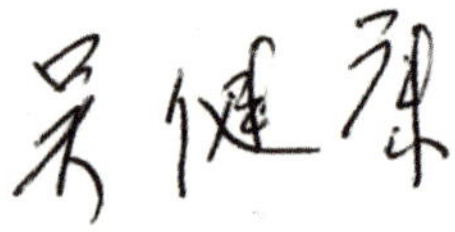

2024年10月

目　录

绪　言

世界卫生组织关于健康的定义是："健康乃是一种在身体上、精神上的完满状态，以及良好的适应力，而不仅仅是没有疾病和衰弱的状态。"这就是人们所指的身心健康。

首先，如何评估和测量一个人的健康水平，给出定量的指标和度量呢？特别是，健康的一半是心理健康，疾病的一半是心理疾病。到目前为止，并没有心理健康的生物指标和数字方法。

再者，评测与干预一体。评测指标应该直指健康和疾病的核心，揭示健康和疾病的原因。以此为干预的靶向指标，研发干预新技术、新设备。

当然，世界步入了数字时代。健康评测指标必须是数字的，评测和干预设备应该是智能的。

0.1　自主神经系统与内稳态

中医是中华民族与疾病斗争中积累的财富。中医认为，"阴阳调和"则谓健康态。这是哲学水平的健康评测方法，但缺乏技术支撑。

美国Cannon教授20世纪初提出"内稳态"(homeostasis)学说。[1]此后，内稳态的生物基础——自主神经系统的研究获得了突飞猛进的发展，以至于美国国立卫生研究院(NIH)认为，自主神经系统已经走到了医疗健康的中心舞台。[2]

自主神经系统(autonomic nerves system，ANS)是健康和疾病的中心。

首先，自主神经系统的稳态是人体健康的保障和表征。自主神经系统由交感神经和副交感神经这一对犹如油门和刹车的拮抗调控体组成，在中枢指令下，调控人体机体和心肺代谢系统、消化系统、泌尿生殖系统，保障人体在各种情况下，都能有张有弛，正常运行。表现为人体生理参数，如血液酸碱度、体温、心率、血压等，在正常值附近达到动态平衡。

再者，自主神经系统的失衡是疾病的原因和表征。现代循证医疗采用先进的医疗设备，诊断和治疗局部器官问题。局部器官受自主神经调控。一方面，局部器官的问题会通过神经感受和传入通道，汇总到中枢，反映在自主神经调控之中；另一方面，自主神经调控不畅或失衡，会造成局部器官和机体的异常，甚至神经病变(neuropathy)，也被称为神经系统和相关器官因自主神经失衡所引起的"重构"(remodeling)。国际共识是，自主神经失衡引起的重构是高血压、心肺疾病、糖尿病、癌症、心理和精神疾病的重要起因和表征。

中枢自主神经系统对于人体，犹如中控之于供电网，它实时调度整个供电网的供电任务，应对局部需求和故障，反映整个供电网的健康状态。

然而，欧洲心血管学会在一份关于心衰的科学申明中说，自主神经的数字评测技术是无价的，但是，至今尚无临床可以应用的技术。[3]

本书阐述了我们所建立的自主神经系统的生理病理学、信号和动态系统大模型，以及自主神经系统的数字评测和干预的理论、技术、评测指标及其在医疗和数字健康领域的应用。[4]

0.2　自主神经系统的数字建模

自主神经系统是最为复杂的动态系统。生物医学界已经从分子生物学层面厘清了神经系统的信息载体、信息感受、传输、作用的基本原理，并在神经回路水平总结了靶向器官调控的生理病理学机理。然而，要使自主神经系统真正走到医疗健康的中心舞台，将系统科学融合进生物医学，建立自主神经系统调控大模型，实现自主神经系统评测和干预的数字化，才能让自主神经系统——这一主宰人类健康的灵魂以数字方式走进医疗机构，并为大众所用。

国内外专家都提出“系统医疗”的概念，虽然出发点不一定相同，但都认为，健康和疾病都应该从系统的高度来研究和解决。

1963诺贝尔生理学或医学奖成果——Hodgkin和Huxley于1952年提出的神经元动作电位生成模型，就是以单元电路中电容、电导、电池和外部离子电流充放电的微分方程为基础建立的。这为我们自主神经系统的数字建模树立了榜样。

在中国，人们常把系统科学与伟大的科学家钱学森联系起来。这里，系统科学融合了系统论、控制论和信息论。[5]它前期的基础方法论包括信号与系统和线性控制论。随着系统应用的复杂性的增加和科学技术的进步，系统科学的基础方法发展成为复杂动态系统和概率图模型建模和分析方法，处理系统的非线性、时变性、不确定性、自适应和自组织特性，为各应用领域提供有效的方法论和技术。使用系统理论和建模方法，从定性分析和基于经验的决策和控制，走向数字化、定量化分析，规范化、最优化决策和控制，电子化、智能化运行。

关于使用数字系统建模实现专业领域的数字化突破，离我们最近的例子是中国科学院大气物理研究所曾庆存院士的“数值天气预报”，该成果获得了2020年国家最高科学技术奖。为了解决常规使用天气学方法和经验制定天气预报的局限性和准确性问题，“数值天气预报”使用流体力学和热力学建立天气演变过程的复杂系统状态方程，并以气象雷达结合各种测量和观察数据，求解大气运动状态和天气现象，实现天气预报的数字化，规范了天气预报流程，提高了精度。

现代管理科学是21世纪初融入系统科学而形成的一个崭新的学科体系：应用系统论、控制论和信息论，提高管理的科学性和效益；使用系统工程方法，使管理由经验的、定性的管理，发展为定量分析、科学预测；系统科学的融入，推动了管理方法的数字化和科学性，极大地提高了管理的专业水平。

现代金融工程(financial engineering)是采用复杂动态系统建模的另外一个例子。这里不再赘述。

0.3　本书的内容和章节安排

本书面向信息科学、生物医学和其他相关学科从业人员，以及社会大众，叙述作者及其团队近20年来在系统科学融入生物医学领域的尝试和研究成果，包括自主神经系统调控的生理病理学、信号与系统、复杂动态系统大模型，自主神经系统评测和干预的数字技术以及在此基础上的适合大众的数字健康评估和调理方法。

本书的章节安排如下：

第1章“自主神经系统——健康和疾病的中心”，叙述中枢自主神经系统的构成和功能，可初步了解身体中的“中控”，并以心肺、代谢、免疫3个方面为线索，简要阐述自主神经调控功能的实现，以及疾病的自主神经调控失衡，甚至病变的病理。

第2章“自主神经调控系统的大模型”，首先介绍3种类型：解剖学和生理病理学模型，叙述自主神经系统心脏调控回路的构成、功能和调控机理，以及失衡与疾病的病理；信号系统模型，使用成熟的信号和系统的理论和方法，定量化和形式化表示神经调控回路的神经传入、综合、传出和调控，定义调控功能和指标，形成定量分析模型和工具；动态系统贝叶斯网络模型，自主神经系统是复杂的、时变的、非线性、具有不确定性的动态系统。使用“概率图模型”建立自主神经心脏调控的动态系统贝叶斯网络模型，以便测量和求解交感神经和副交感神经的激励状态和功能，获得数字指标系列。

然后，使用大模型所提供的分析方法，我们客观和系统性地讨论了现有自主神经评测方法的优缺点和存在问题，解释了欧洲心血管学会“至今尚无临床可以应用的技术”的结论的出发点和依据。

最后，介绍“自主神经心脏调控系统的大模型”的建立，为我们后面3章所讨论的自主神经评测和干预技术，提供了理论基础和数学方法。

第3章“心肺运动试验和交感神经、副交感神经调控能力评测”，运用第2章建立的自主神经心脏调控系统的大模型，在分级运动试验场景，测量交感神经响应增益和副交感神经抑制能力，为运动健康提供数字依据，并叙述了在高血压、心衰和糖尿病精准诊断和运动康复中的应用。

第4章“心肺呼吸试验与心理健康”，讨论呼吸试验场景下，呼吸信号作为神经传入，形成心肺同步和共振的现象。进一步导出心肺谐振系列指标，定量评价心理健康水平，并讨论了心肺谐振系列指标在心理健康评测和改善高血压、睡眠障碍、心衰等疾病的神经干预方面的应用。

第5章“面向大众的数字健康”，介绍面向个人和家庭的数字健康技术iWell。iWell采用微型穿戴式智能指环/手表，采集PPG信号、运动加速度信号、体温和血氧饱和度。作为面向大众的数字健康应用，iWell将前文所叙述的自主神经专业指标，即交感神经调控增益、副交感神经抑制能力以及心肺谐振系列指标的评估和测量功能，都以大众所能理解的方式予以呈现，形成身心健康(wellness)监测和评分以及运动能力评分、自适应评分、睡眠评分，并配以图形、文字解读和建议。

iWell也提供个性化神经干预和调理方法，本书重点讲述以心肺谐振为靶向目标的节律深呼吸训练，以疏通和增强中枢自主神经系统为目标的脊神经操。

世界是复杂的，人类对世界的认知还远远不够。同样，中枢自主神经系统的很多机理还有待我们去探索。自主神经系统的数字评测和干预中的很多关键科学问题和临床应用研究难点，还需要我们的不懈努力。

本书的数字建模工作，得益于20世纪70年代末我的导师——英国帝国理工学院Welford教授（皇家协会会士、光通信创始人）的教导：研究的精髓在于不被纷乱的表象所干扰，抓住本质，构建尽可能简化的模型。他引用了爱因斯坦的话："Everything should be made as simple as possible, but no simpler."（一切均应简单到不能更简单。）；也举了牛顿力学的例子：$f=ma$，丢开了各种运动形式中的诸多因素，才得到了最简单、却是最伟大的真理。

参考文献

[1] Abboud F M. In search of autonomic balance: the good, the bad, and the ugly[J]. American Journal of Physiology-Regulatory, Integrative and Comparative Physiology, 2010, 298(6):R1449-R1467.

[2] Mehra R, Tjurmina O A, Ajijola O A, et al. Research opportunities in autonomic neural mechanisms of cardiopulmonary regulation: A report from the National Heart, Lung, and Blood Institute and the National Institutes of Health Office of the Director Workshop[J]. JACC: Basic to Translational Science, 2022, 7(3):265-293.

[3] Van Bilsen M, Patel H C, Bauersachs J, et al. The autonomic nervous system as a therapeutic target in heart failure: a scientific position statement from the Translational Research Committee of the Heart Failure Association of the European Society of Cardiology[J]. Eur J Heart Fail, 2017, 19(1):1361-1378.

[4] Wu J K, Huang Z, Zhang Z, et al. Quantitative assessment of autonomic regulation of the cardiac system[J]. Journal of Healthcare Engineering, 2019, 2019:4501502.doi:10.1155/2019/4501502.

[5] Rousseau D. General systems theory: Its present and potential[J]. Systems Research & Behavioral Science, 2015, 32(5):522-533.

第1章　自主神经系统——健康和疾病的中心

人体是具有自我调节能力的复杂生命体。一个健康的个体，在中枢神经和自主神经系统的调控下，人体各器官、肢体乃至细胞，都有序运行；即使在应对外部环境、活动、内部细菌和病毒侵蚀等情况下，仍能保持其固有的稳定状态。在描述自主神经调控下的人体复杂系统的稳定状态的时候，我们需要用到系统科学中的两个术语：稳态（steady state）、平衡（equilibrium，balance）。需要注意的是，我们这里讲的稳态和平衡，是动态平衡。这种平衡处于有张有弛的动态之中。动态平衡是自然界，特别是生命体的共性。人体的动态平衡是在自主神经调控下自主达到的，因此，对自主神经系统的理解就显得十分重要。

1.1　阴阳平衡和内稳态

阴阳是中医的核心概念，阴阳平衡是中医评测健康的基本理念。张仲景（150—215）的《伤寒论》载："凡病，若发汗，若吐，若下，若亡血，亡津液，阴阳自和者，必自愈。"也就是说，人有自我调节的能力，对于疾病，通过自我调节达到阴阳自和的动态稳定状态，病就好了。他这里描述了几种失衡（病态）现象，还有身体自我调节的生理现象，如出汗以恢复正常体温，呕吐以减轻消化系统负担等。阴阳相对、动态调节至平衡态，则健康无病，即"阴平阳秘，精神乃治"。若阴阳失和，甚至阴阳分离决绝，人的精气就会衰竭，即"阴阳离决，精气乃绝"。

张介宾的《类经附翼·大宝论》载："阴阳之理，原有互根，彼此相须，缺一不可。无阳则阴无以生，无阴则阳无以化。"张介宾明确了阴阳互根，阴阳各以对方的存在为存在条件。阴阳相互依赖，相互作用，以达到一种共存的阴阳调和的最佳状态。张介宾进一步认为，气为阳，阳必生于阴；精为阴，阴必生于阳。"精之于气，本自互生"，解释了精气互化、阴阳升降的机理。"以精气分阴阳，则阴阳不可离。"阴阳互根、精气互生是保障人体健康的生理机制。阴阳平和，则身心健康；阴阳平衡遭到破坏，就会产生病变。

中医的阴阳调和论具有非常深刻的哲学思想，是中医的核心。然而，阴阳的解剖学、生理学和病理学基础是什么，如何在临床应用中评估和测量阴阳是否平衡，是尚未解决和需要研究的课题。

"平衡"或"稳态"，对应的英文单词是"equilibrium"，描述的是自然界的任一系统，大到宇宙、气候变化，小到分子；从没有生命的自然界的物质，到低级生物和人类生命体，都始终处于动态调整，以保持某种"平衡"或"稳态"状态。

自然界的生命体是更为复杂的动态系统，尤其是人类，其复杂程度至今仍在探索之中。

然而，简单或复杂，作为一个动态系统，都遵循动态平衡规则。对于人类，称之为“homeostasis”，译为“内稳态”。

内稳态机制是生物体在外部和内部环境发生变化，或遭遇干扰的情况下，都能够自我调节，保持其系统状态的相对稳定。由于生物体的外部和内部都是变化的，这种调控过程是永恒的，稳定状态也是动态的。

内稳态是生理学学科的核心概念。在生理学学者的心目中，最重要的两个生理学概念是“内稳态”和“细胞膜”。前者描述人体总体生理状态，后者指支持人体生理现象的最基本单元。2007年，美国来自不同学科的21名生物学家一致认为，“内稳态”是生物学的八个核心概念之一。两年后，美国医学院协会在论述未来医生的科学基础时，将应用“内稳态”概念和知识的能力确定为他们的核心竞争力之一。

内稳态概念可以追溯到美国生理学家亨德森(L. J. Henderson，1879—1942)。他通过精确测量水溶液中氢离子(H^+)浓度及酸盐总量，来定量描述酸碱调节作用。并在对水溶液和模拟血液的研究基础之上，亨德森开始全面系统地研究复杂的血液系统，从酸碱平衡的研究中，发现了人体血液酸碱度的调节作用，从体液平衡的角度为内稳态提供了科学依据。

“内稳态”(homeoestasis)这个术语是由美国哈佛大学教授坎农(W. B. Cannon)提出的。[1]通过对休克这样一种人体自我机体调节机制失衡现象的研究，他认识到，人体生理参数，如温度、血糖水平、心率和呼吸率的调节，是由神经系统和内分泌系统的相互作用来实现的。例如，当气温升高时，交感神经释放肾上腺髓质，一方面使皮肤表层的毛细血管舒张，并刺激汗腺分泌汗液；另一方面加速身体的代谢过程。这些作用的结果是体温维持相对恒定。坎农认识到肾上腺髓质的机能本质上是一种适应机制，即一种有助于动物准备好逃跑或战斗以应付紧急情况的机制。1932年坎农在《人体的智慧》(*The Wisdom of the Body*)一书明确提出了内稳态理论。

图1.1是自然界中具有“内稳态“特征的反馈控制系统的动态调整过程示意图。汽车和司机组成的系统就是一种动态平衡的典型的例子。根据交通规则，司机必须把车按照允许的车速，在相对固定的车道上行驶。为了保持车速和行车轨迹稳定，司机必须时刻注意车速和在车道中的位置，及时检测偏差，踩踏油门或刹车，调整方向盘，才能保持行车速度和方向。在这个系统中，衡量稳定状态的参数是速度和方向(汽车方向与车道方向的误差)。由于汽车驾驶是一个动态过程，任何人车系统，或无人驾驶的全自动汽车系统，其速度和方向不可能是完全恒定的。一个好的司机，他在一段路上的速度和方向，应该符合犹如图1.1(b)所示的有规则的动态平衡的近似余弦波形。如果车速和方向的变化如图1.1(c)所示的无规则的、大幅度变化波形，其状态倾向失衡，司机驾驶水平或精神状态可能存在问题；如果是自动驾驶，则表明该自动驾驶系统可能有故障。

图1.2(a)是具有内稳态特性的简单自动控制系统。对于人体，控制参数包括体温、血液酸碱度、心率、血压、呼吸率等。对于某一个控制参数，如血压，位于颈动脉的压力传感器专门感受血压变化，并将其送往控制中心的比较器，把血压感知值与基准值(setpoint)的差值，送往控制执行器，即交感神经和副交感神经，实现血压的动态控制，使之在基准值上下变化。在这一调控环路中，控制执行器包括交感神经和副交感神经，根据下丘脑中心控制器下达的控制信号，生成调控递质，神经递质与控制目标心脏和血管中的受体相结合，产生新的血压

参数。这便是一个最典型的单元反馈自动控制过程。

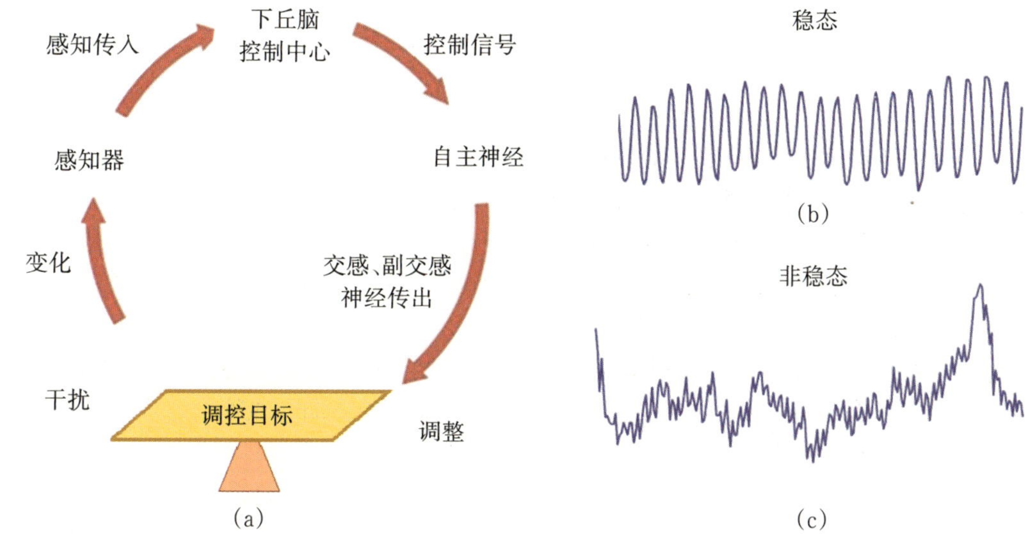

图1.1　平衡及其动态调整过程

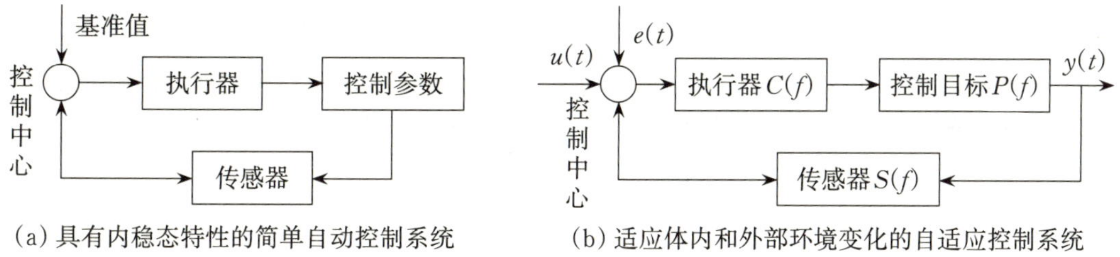

图1.2　两种控制系统

人体是复杂的动态系统，中枢和自主神经系统调控是在体内和外部环境变化的情况下，实现人体稳态的具有自适应功能的动态调控系统。其基本原理可简化为图1.2(b)所示。调控环路中，增加了输入变量$u(t)$。它包括体内炎症因子、心理压力、环境温度和湿度、人体运动等。扮演控制中心的下丘脑，从神经感知获得目标器官的参数以及体内、环境、行为变化参数，再综合大脑意志，形成控制信号，送到交感神经和副交感神经组成的控制器，进而实施对心、肺、肝、肾等目标器官的调控。

例如，当人体从静止转变到运动状态时，需要提供足够的氧代谢来支持运动，对于一个相对稳定的运动强度输入，控制中心根据运动强度调整控制信号，使人体达到该运动状态下的新的平衡状态。

当然，图1.2中具有内平衡特性的自动控制简化原理图，都是基于“线性控制系统理论”的简单的调控回路。然而，人体是一个非常复杂的多变量、时变、非线性系统，简单的调控模型不足以描述其调控特性。人体复杂动态系统的自主神经调控的建模将在第2章详述。

1.2 自主神经系统简介

我国2000年前提出的阴阳平衡思想和百年前西方根据生理参数动态变化所提出的内稳态理论，分别从哲学和生理学高度给出了健康和疾病的评估思路和方向。然而，自主神经系统对人体复杂系统的调控，才是实现阴阳平衡和内稳态的基石。自主神经系统是健康和疾病的中心，国际生物医疗界近期在自主神经领域取得的系列进展，使得自主神经系统走到医疗健康的中心舞台[2]，也就是很自然的了。

自主神经系统由交感神经和副交感神经组成，调控人体的心血管循环系统、消化系统、泌尿生殖系统以及免疫系统、内分泌系统。在自主神经调控下的心血管循环系统为人体细胞和机体提供最基本的养分，是人类生存之本。

对自主神经生理结构和调控机理的开创性探索，特别是生物分子学水平的证据，由前后相隔30多年的两项诺贝尔奖代表，如图1.3所示。1938年，Corneille Heymans获得诺贝尔生理学或医学奖[3]，其贡献是发现了自主神经系统的传入感知区，即心血管系统反射控制区，包括颈动脉窦的主动脉弓压力感受性反射和中心动脉的主动脉减压神经，开创了神经传入(afferent)的先河。32年后，1970年的诺贝尔生理学或医学奖授予Axelrod、von Euler和Katz[4-6]，他们发现并定义了自主神经系统的传出(efferent)部分，即交感神经和副交感神经的传出递质，分别为去甲肾上腺素(NE)和乙酰胆碱(ACh)，以及在调控过程中它们的释放、存储和失活机制。

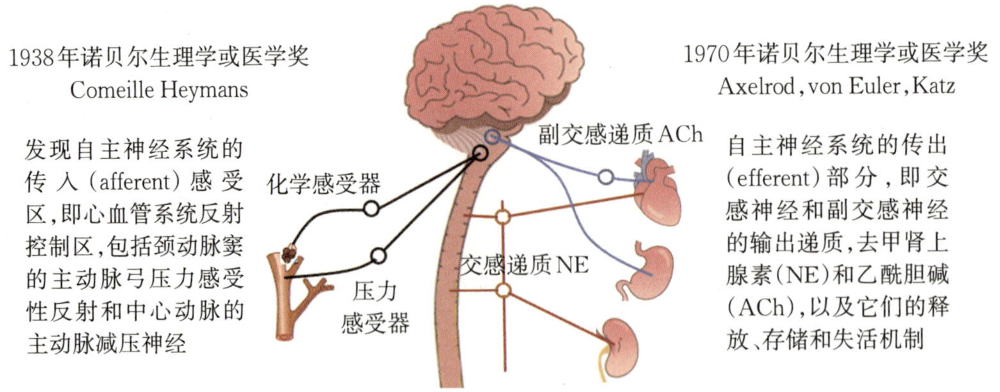

图1.3　奠定自主神经构成和工作原理的两项诺贝尔奖成果

这两项诺贝尔奖成果为我们揭示了自主神经调控中的压力感受器(传入)和交感神经和副交感神经递质(传出)两个调控系统的关键组成部分。加上其他一系列研究，让人类对自主神经的生理及其对人类健康的核心价值有了进一步的理解。

1.3　自主神经系统的构成

自主神经系统是由交感神经和副交感神经两部分组成，支配和调节机体各器官、血管、平滑肌和腺体的活动和分泌，并参与内分泌调节葡萄糖、脂肪、水和电解质代谢以及体温、睡眠和血压等。交感神经和副交感神经在大脑皮质及下丘脑的支配下，分别担任激励和抑制的角色，形成既拮抗又协调的调控模式。由于这种调控不能随意控制，故名自主神经系统，又称植物性神经系统。

广义上说，自主神经可分为中枢部分和外周部分。这里先简述自主神经的解剖学结构。[7]

中枢自主神经包括大脑皮质、下丘脑、脑干的副交感神经核团以及脊髓各节段侧角区。大脑皮质各区均有自主神经的代表区，如旁中央小叶与膀胱、肛门括约肌调节有关；岛叶、边缘叶与内脏活动有关。

外周神经部分的自主神经系统调节内脏和血管平滑肌、心肌和腺体的活动。图1.3展示了颈椎C1～C8、胸椎T1～T12、腰椎L1～L5、骶椎S1～S5。交感神经节大多位于脊柱两侧，紧靠脊髓。交感神经的节前纤维比较短，离开脊髓侧角后很快就进入交感神经节，而交感神经的节后纤维较长，以便连接到所支配器官。

交感神经的节前纤维可以进入多个交感神经节；同时，一个器官的细胞可以被上下不同节段脊髓发出的交感神经支配，形成调控链路。颈交感神经链分布在头颈部C1～C4，调节血管张力、瞳孔大小、汗腺和唾液腺分泌以及毛发的运动。分布在C5～C8和T1～T4侧的上胸部交感神经节的节后纤维分别形成对心脏、食道和肺脏的支配。腹腔神经节来自于胸T5～T12脊髓侧角，支配肝、脾、胃、肾、胰腺、小肠和近端结肠。

副交感神经系统来自中枢神经系统的三个部分：中脑、延髓和脊髓的骶髓段，如图1.4中的蓝色线所示。延髓中迷走神经核发出的迷走神经是最重要的副交感神经，支配心脏、气管、支气管、肝、脾、肾脏和除了远端结肠外的所有胃肠道。与交感神经不同，副交感神经的节前纤维较长，副交感神经节位于支配器官附近或器官内，其节后纤维极短。副交感神经节的结构决定了它的作用更专一，所触发的反应不如交感神经强烈。

节前神经纤维往往是有髓的，神经信号传输速度可达15 m/s。节后神经纤维往往是无髓的，神经信号传输速度较低，最高在2 m/s。因此，犹如刹车，副交感神经对目标器官的调控速度比较快。

图1.5所示是脊椎T1～L3中的神经分布图。后根中为传入神经(afferent nerve)，将神经冲动由感受器传向中枢神经系统。前根中为传出神经(efferent nerve)，将神经冲动由中枢神经系统传出到达周围目标器官。这里包括调控内脏的交感神经和调控躯体的运动神经。

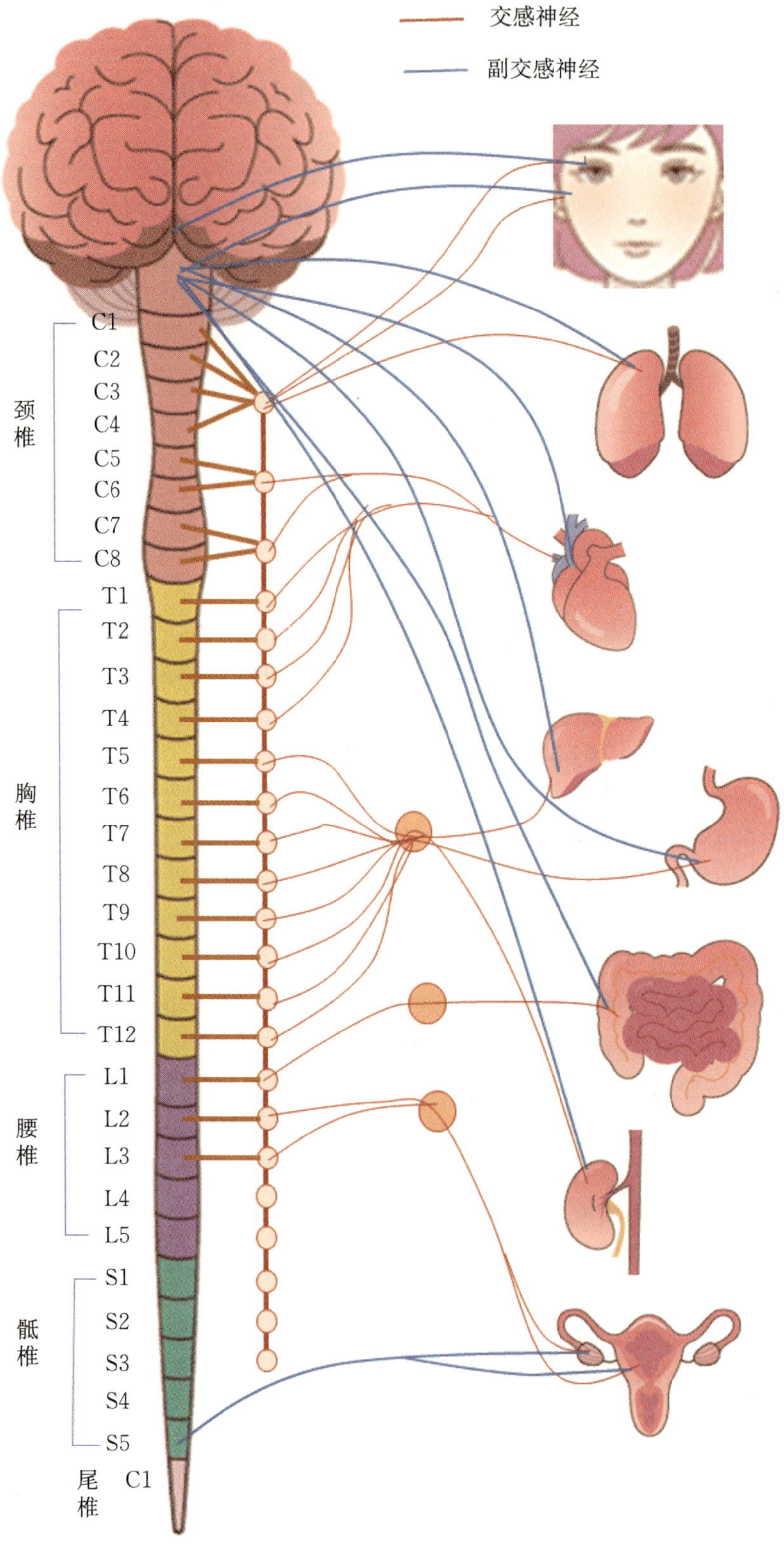

图1.4　交感神经和副交感神经的构成及其所调控的器官

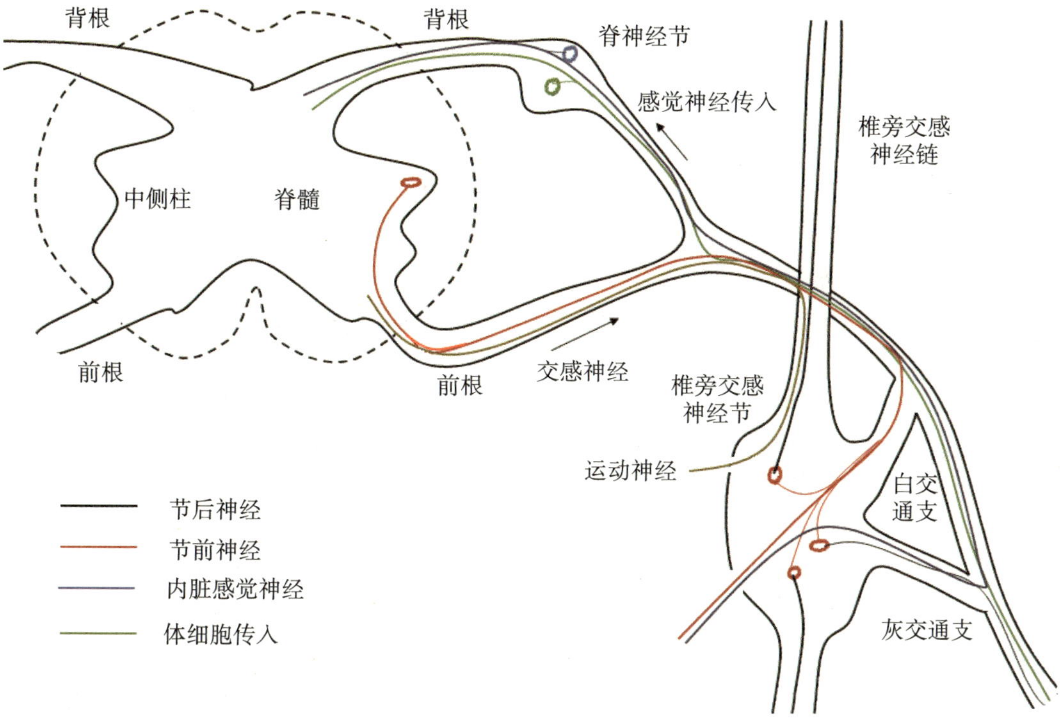

图 1.5　脊椎 T1~L3 中的神经分布图

交感神经节前神经元的轴突在其细胞起源处离开脊髓中测柱。这些纤维经腹侧根与α-运动神经元和γ-运动神经元的轴突分离，交感神经节前纤维从腹侧根分离形成白色支，然后终止于神经节后神经元，表示为椎旁神经节中的红色。

内脏感觉传入与交感神经传出纤维混杂，并经由背根与躯体传入（触觉、痛觉、本体）一起，通过脊髓传向中枢。

交感神经和副交感神经均以释放递质来实现调控。交感神经、副交感神经的节前和副交感神经节后神经纤维，以及极少数交感神经的节后神经纤维释放的递质是ACh，交感神经的节后神经纤维释放的递质为NE。据此也可以将自主神经分为肾上腺能纤维和胆碱能纤维，他们分别对人的机体产生紧张性作用和稳定性作用。以心血管系统为例，交感神经支配心脏和血管的兴奋性，引起血管收缩，增加心率和心脏收缩力；而副交感神经的活动一般引起心率降低、心脏收缩力减小。在某些运动或紧张的场景下，交感神经的活动会增加，使心率和氧代谢维持在较高水平，保障人体有面对运动和环境改变的能力；而在血压或心率过高的情况下，副交感神经的输出将使血压和心率降低，恢复到正常值。因为长时间保持高水平的血压和心率会给人的心脏、血管、大脑等带来极大的损伤，且不利于能量的储存。交感神经和副交感神经的动态平衡是维持人体节律的必要条件。一旦两者之间失衡，例如交感神经过度兴奋，副交感神经的活动受到抑制，使得血压被迫维持在比较高的水平，就会产生高血压。

1.4 一氧化氮信号分子

由交感节后神经元分泌的去甲肾上腺素(NE)通过α和β受体的激动作用,使心肌收缩加强,同时引起小动脉和小静脉血管收缩。其结果是心率加快、心排血量增高、血压升高。与NE不同,副交感神经递质ACh舒张血管的作用依赖于血管内皮释放的内皮舒张因子,这就是一氧化氮(NO),它主要通过环磷鸟苷(cGMP)途径扩张血管。这也是硝酸甘油(GTN)治疗缺血性心脏病的原因。

1998年诺贝尔生理学或医学奖颁给了Robert F. Furchgott, Louis J. Ignarro和Ferid Murad,他们发现了一氧化氮信号分子。[8]

蛋白质与核酸等生物大分子是生命的主要体现者。但生命的本质是这些生物大分子之间复杂而有序的相互联系和相互作用,其中的关键是信息传递。这其中在各种细胞间传递信息的信息分子,又称细胞间信号分子,即细胞因子,包括气体信号分子如NO以及内分泌激素、前列腺素、免疫细胞因子等。这些生物活性分子由体内各种不同的细胞产生后,能够通过血液、淋巴液、各种体液等不同途径,作用到细胞膜表面,引起细胞内的特定反应(图1.6)。

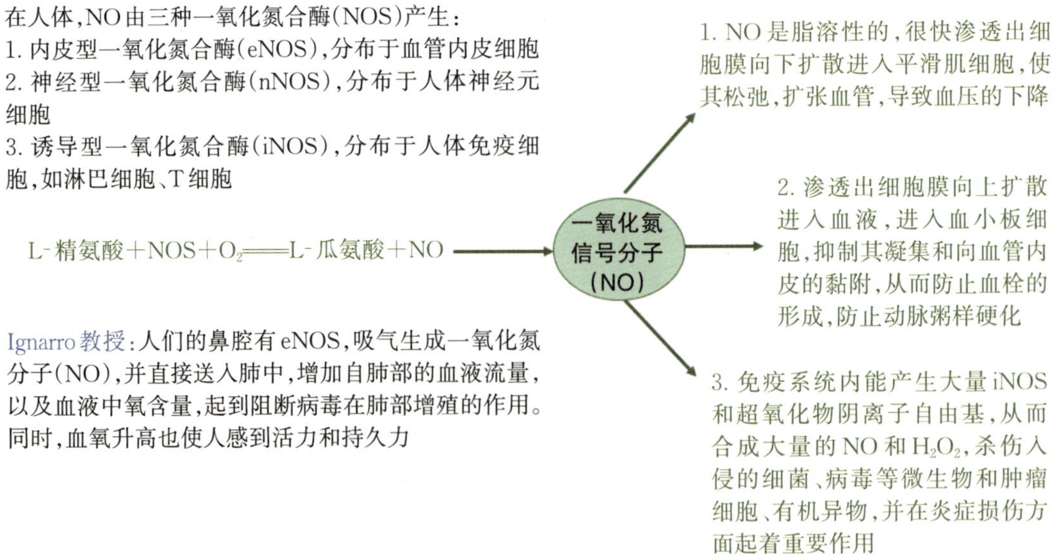

图1.6 体内一氧化氮信号分子的产生和作用

体内酶生性一氧化氮(NO)的合成公式是L-精氨酸+NOS+O_2══L-瓜氨酸+NO。这里NOS为一氧化氮合酶。人体内有三种此类酶:内皮型一氧化氮合酶(eNOS),分布于血管内皮细胞;神经型一氧化氮合酶(nNOS),分布于人体神经元细胞;诱导型一氧化氮合酶(iNOS),分布于人体免疫细胞,如淋巴细胞、T细胞。

NO作为一种生物信号分子，广泛分布于人体各组织中，特别是神经组织中。它具有脂溶性，可快速透过生物膜扩散，生物半衰期只有3～5秒，其生成依赖于NOS，并在心脑血管调节、神经、免疫调节等方面有着十分重要的生物学作用。

在血管内皮细胞里产生的NO气体，很快渗透出细胞膜向下扩散进入平滑肌细胞，使平滑肌松弛，扩张血管，最终导致血压的下降。同时也会很快渗透出细胞膜向上扩散进入血液，进入血小板细胞，抑制其凝集和向血管内皮的黏附，从而防止血栓的形成，防止动脉粥样硬化的发生。

免疫系统内经激活的巨噬细胞和多形核白细胞能产生大量的iNOS和超氧化物阴离子自由基，从而合成大量的NO和H_2O_2，这在杀伤入侵的细菌、真菌等微生物和肿瘤细胞、有机异物及在炎症损伤方面起着十分重要的作用。同时，免疫反应所产生的NO对邻近组织也有毒性作用。这可能与免疫系统异常引起的靶器官损伤相关。

1.5　自主神经心脏调控系统与疾病

上文简述了自主神经系统的基本构成，以及由3项诺贝尔奖成果在分子生物学水平揭示的自主神经调控机理。

在系统构成上，自主神经系统包括三大部分：感知和神经传入；传入和控制综合；神经传出和递质受体作用。

从解剖学出发，自主神经以脊柱为载体，向上联通中枢，向下联通目标器官，形成闭环调控神经回路。感知和传入，收集体内外信息，通过迷走通路和脊椎通路报告中枢；交感神经和副交感神经传出相应递质，与目标受体结合，执行调控指令。

在系统和功能层次，我们看到自主神经在以脊柱为中心的分布，以及由神经节和神经纤维组成的神经回路。这些回路分别调控特定的目标器官和机体，保证相应器官和机体的功能稳定运行。

在分子生物层次，自主神经在调控过程中涉及分子和细胞因子（包括简单的NO信号分子）水平的传入、传出表达，信使分子的产生、传输、结合。

下面，我们将以自主神经心脏调控、自主神经糖代谢调控、神经内分泌免疫和炎症反射三个方面为线索，简要阐述自主神经调控功能的实现，以及疾病与自主神经失衡、调控异常甚至神经病变的关系。

1.5.1　自主神经系统在心脏、血管和肺功能的调节中起关键作用[2]

心脏、脉管和肺部的感觉传入纤维包括检测心脏、肺、血压和血容量变化的机械敏感神经以及化学敏感纤维。缺血和炎症等刺激激活这些敏感神经，形成神经传入，通过背根神经节或迷走神经传递到脑干，与高级脑中枢的信息结合，在下丘脑形成自主神经调控信息，激活或抑制交感神经和副交感神经，进一步调节心血管状态。其中，投射到心脏和肺部的副交感神经递质主要是乙酰胆碱(ACh),在刺激支气管收缩和气道黏液分泌的同时,对心血管具有抑制性调控作用。交感神经递质是去甲肾上腺素(NE)。去甲肾上腺素的释放对心血管具有正向调控作用:使心率升高、心肌和血管收缩。但交感神经激活对气道平滑肌或黏液分泌的影响有限。

从心肺、血管的感觉传入,到下丘脑的传入信号综合和控制信号的下达、交感神经和副交感神经执行调控,形成了自主神经系统在心脏、血管和肺功能的闭环调节环路。

图1.7所示为自主神经失衡在心肺疾病发生和发展中的作用和机制。在某些情况下,来自外部的压力或内部炎症,激活感受器,分别经脊神经背根传入、脊髓传入或通过迷走神经传入;这些神经传入的异常,可能产生星状胶质细胞激励、神经肽和神经递质的重构、炎症和白细胞渗透、神经元氧化应激;进一步导致交感神经和副交感神经本身重构,神经传出异常,调控失衡,心肺功能障碍。这种自主神经调控系统的失衡如果得不到及时纠正,通过反馈机制,就会造成心肺疾病的持续发展。

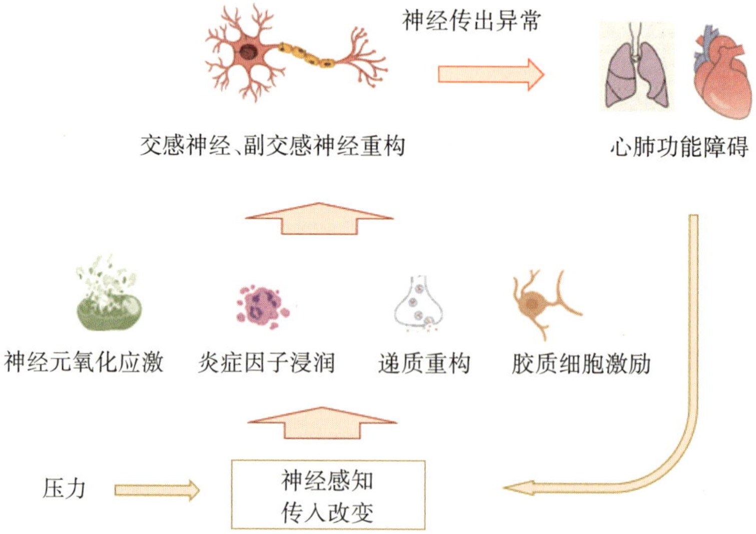

图1.7　自主神经失衡在心肺疾病发生和发展中的作用和机制

心脏感觉神经传入包括:压力感受器和化学感受器传入,目标器官心、肺、骨骼肌、肾的迷走传入,脊髓神经传入。氧化应激和炎症是典型的产生神经传入异常的生理现象;传入化学感受器感受血管紧张素、醛固酮、NO等的变化量。患有心衰疾病时,自主神经反射的异常包括:压力感受器反射降低,化学感受器反射升高,骨骼肌传入反射升高,心脏脊髓传入反射升高,肾脊髓传入反射升高。导致心率和心脏收缩力、血管阻力、静脉顺应性、动脉血压、呼吸通气异常。

压力感受器反射异常也是心衰的重要病理之一。动脉和心肺压力感受器反射是血压和心血管功能的主要调节因子。压力反射功能障碍导致心衰患者神经体液兴奋过度。压力感受器敏感性降低,可以预测心肌梗死和慢性心衰患者的心律失常和猝死。导致压力反射功能障碍的因素较多,包括:压力感受器支配的动脉和心脏依从性降低;感受传递、中枢神经系统的反射和传出神经障碍;血管紧张素Ⅱ、醛固酮和氧化应激的作用。

这里使用“重构”(remodeling)来描述因神经调控异常而造成的神经或器官结构和功能向疾病方向的改变。

1.5.2 自主神经失衡引起心脏重构

具体来说,疾病状态下,正常的心肺反射和调控的稳定状态被破坏。例如缺血、高血压和慢性心衰,会导致交感神经传导增加和副交感神经传导减少。这就是缺血或其他变化激活感受神经传入,以非稳态方式促使交感兴奋,形成正反馈。长期过度的交感神经传递可导致心脏肥大和纤维化,并可引发心律失常。

心衰引起窦房结离子通道的重构机制如下[9]:

- 交感神经和副交感神经递质激励窦房结受体,即交感激励加速,副交感激励减慢蛋白磷酸化,从而调控分子耦合时钟:离子通道和钙离子肌质网注入的活动,决定动作电位的放电频率。
- 为了补偿心衰引起的血液动力学带来的损伤,神经内分泌机制发生变化,如基因的表达以及蛋白质的处理、运送和转化,导致肌细胞肥大。假以时日,这些变化成为常态,诱发肌细胞损失、室膨胀、间质增生和细胞间耦合松散,导致离子通道和钙循环蛋白的内在和神经调控的反应,重构细胞动作电位和细胞间钙传输。这种电生理重构使心脏易生室性心律失常,甚至猝死。
- 钠、钾、钙离子通道及传输的改变,引起细胞动作电位、再极化时空斜率、传导速度的变化,形成恶性心律失常的环境。
- 细胞间钙循环异常,在功能上使心电和心肌收缩功能障碍形成恶性循环。

1.5.3 自主神经失衡引起神经重构

外周神经炎症发生在许多自主神经失衡的疾病中,包括心肌梗死(MI)和心衰(HF)。心肌缺血再灌注损伤后发生在心脏的炎症,导致免疫细胞在星状交感神经节、心脏副交感神经节和背根感觉神经节聚集。

心脏自主神经失衡是心衰的一个标志,其特征是交感神经激活和副交感神经衰退。神经重构与心脏重构同时发生,并导致功能障碍。另一方面,心肌梗死引起的心衰可能与神经萌芽和交感神经亢进有关。NE的合成、释放和去除的协调机制被破坏,释放升高和再摄取抑制导致NE数量升高,对心脏有害。随着疾病的进展,ACh取代了部分交感神经元中的NE,神经肽(NPY)的合成和释放增加。

心衰患者的神经重构发生在整个神经系统。除了神经化学可塑性外,形态学变化还有心脏轴突的重塑,包括变性和再生,以及星状神经节和心内神经节内细胞体和树突的大小增加。电重构包括星状神经节的兴奋性增强,感觉传入神经和副交感神经传出神经的放电频率改变,以及心脏神经节内连接的重塑。这些神经变化影响心脏,导致β_1受体下调,β_2肾上腺素能受体上调,改变心脏电生理调节。

1.5.4 神经调节

自主神经失衡是相关疾病的根源和症状，研究其病理，找到引起自主神经失衡的原因，以及神经回路中发生神经重构和器官重构的部位和程度，确定相关的调控回路和神经干预靶点，是神经调节(neuro-modulation)的关键。

随着副交感神经张力的衰退和交感神经激活的增加，心衰患者的自主神经失衡严重。矫正自主神经失衡的方式有：使用β受体阻滞剂、肾素－血管紧张素－醛固酮激励的阻断以及抑制脑啡肽酶。

随着人口老龄化，心脏患病率有所增加，药物的副作用和患者对长期服药的抗拒，使得以自主神经调节为靶点的器械治疗在心脏康复中越来越受到重视，形成了一个新的学科——生物电子医疗(bioelectronic medicine，BEM)。出现了许多调节自主神经活动的器械，包括迷走神经刺激、脊髓刺激和压力感受器激活的器械。早期临床试验结果都显示出这些方法的益处。

1.6 自主神经糖代谢调控和糖尿病

生理学和病理学研究表明，自主神经调控糖异生、糖元储存和脂肪分解等关键代谢过程。肝脏、胰腺等相关的感觉神经、交感神经和副交感神经纤维，形成功能神经回路，调节关键代谢过程，参与代谢稳态的维持。[10]

以胰岛为中心的传统糖尿病模型认为，生物防御血糖水平(BDLG)的稳定性很大程度上取决于β细胞调节胰岛素分泌、适应葡萄糖水平变化的能力。目前，大多数2型糖尿病(T2DM)疗法旨在通过增加胰岛素分泌或补充外源性胰岛素来支持或替代β细胞功能。这些疗法可以降低血糖水平，预防或延缓并发症，但伴随有低血糖风险和体重增加的副作用。更重要的是，单纯降低血糖水平不能解决潜在的病理问题。

中枢自主神经糖代谢系统调控模型如图1.8所示。

许多脑区都有影响血糖的能力，包括下丘脑内的腹内侧核(VMN)、弓形核(ARC)和孤束核(NTS)。这些神经元在解剖学上处于有利位置，可以通自主神经和内分泌，影响葡萄糖产生和消耗通量。

自主神经化学感受器由具有监测细胞外葡萄糖浓度变化的特殊能力的细胞组成，感受到的葡萄糖浓度神经传入信号，通过下丘脑控制下的自主神经系统，来控制肝脏、脂肪、肌肉和胰岛等外周器官的糖代谢功能。在胰腺内分泌水平上，自主神经活动不仅影响激素分泌，而且还影响建立胰岛结构发育所必需的α和β细胞数。

在整个中枢自主神经神经糖代谢调控回路中，化学感受器糖敏感系统的异常，可能导致2型糖尿病、第一期胰岛素分泌损害、胰高血糖素分泌过度和糖耐性受损；中枢葡萄糖感觉的丧失也可能影响摄食和能量消耗的调节；最后，交感神经和副交感神经递质受体的功能也很重要，细胞内葡萄糖信号通路分别控制胰岛α细胞和β细胞，分泌胰高血糖素和胰岛素。自主神经系统需要通过控制胰岛α细胞和β细胞来调节胰高血糖素的分泌。

糖代谢稳态是自主神经系统调控神经回路的功能。饭后，经胃肠道消化的营养物质被输送出去，经肝门静脉入血并在全身循环。餐后血糖升高刺激胰岛素分泌，激活肝脏胰岛素受体、抑制胰高血糖素的释放，从而抑制肝葡萄糖生产、刺激胰岛素敏感组织（骨骼肌和脂肪组织）的葡萄糖摄取。

营养摄入也刺激胃肠道内的内分泌细胞释放肠促胰岛素激素，增加胰岛素分泌，由胃肠道感觉传入神经，向大脑传递有关摄入营养物质的大小和组成的信息。

脊髓传入神经的细胞体位于背根神经节内，处理通过神经传导到大脑的传入信号。迷走神经传入通过血清素等受体，感知局部微环境胰腺和胃肠道中的肠促胰岛素受体。迷走感觉神经元的细胞体投射到孤束核，将感觉信息传递给中枢神经。

除了监测外周组织功能，中枢神经系统还可以通过神经内分泌系统，包括下丘脑－垂体－肾上腺轴（HPA轴）和自主神经系统影响外周葡萄糖效应功能对压力刺激的反应。HPA轴的激活导致肾上腺皮质分泌皮质醇，刺激肝脏产生葡萄糖，如图1.8所示。

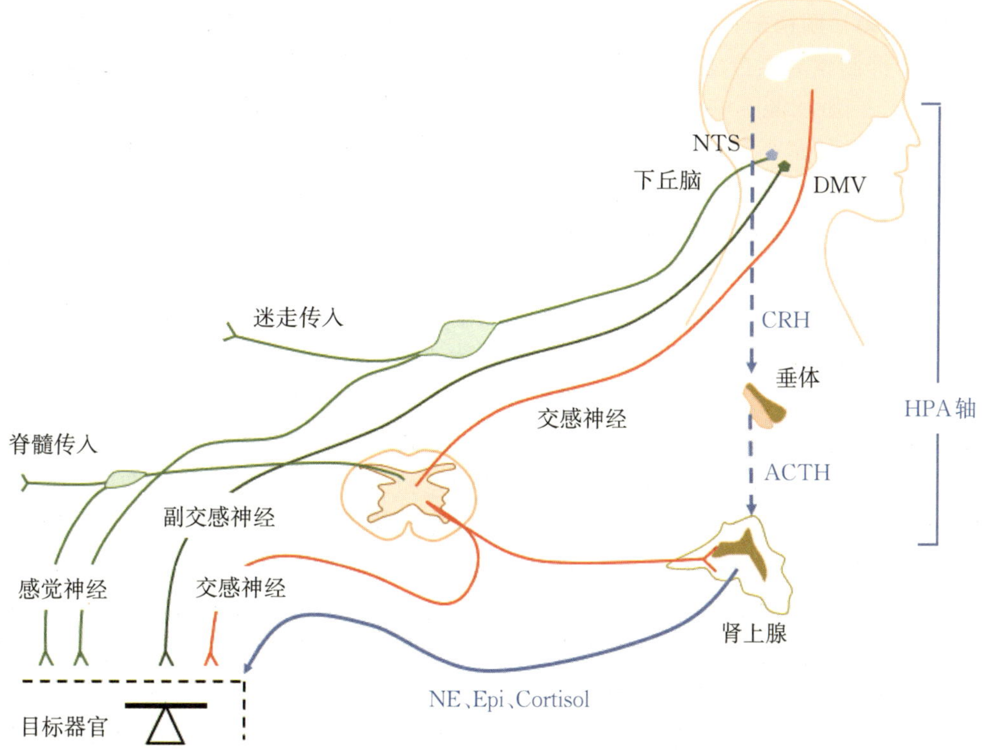

图1.8　中枢自主神经糖代谢系统调控

神经化学感受器感受葡萄糖浓度，经过脊椎背根神经节和脊髓，传入下丘脑；下丘脑下达调控信号，由交感神经和副交感神经投向肝脏和胰脏，调控葡萄糖的生成、储存和消耗以及胰岛素分泌，保持健康情况下的稳态；下丘脑也通过HPA轴所分泌的皮质醇，参与和影响糖代谢调控。焦虑和压力也会通过神经感受器，经迷走神经通路传入NTS，影响葡萄糖和胰岛素的稳态。

交感神经和副交感神经支配全身组织影响血糖[11]。交感神经能抑制胰岛素分泌，使血糖升高；副交感神经能刺激胰岛素分泌，降低血糖，它们相辅相成，共同调节血糖变化。

副交感神经通过乙酰胆碱的释放及其与毒蕈碱胆碱能受体结合，增加胰岛素和胰高血糖素的分泌。胰岛的副交感神经支配也参与控制胰岛素分泌的前期，这是一种预期反应，使机体为有效利用摄入的葡萄糖做好准备。副交感神经活动的一个重要作用是刺激β细胞增殖，当血糖浓度低于正常的基础值时，副交感活动增加，以刺激胰高血糖素分泌，这是恢复正常血糖的第一反应。

交感神经系统释放去甲肾上腺素，通过结合肾上腺素能受体刺激胰高血糖素分泌，而通过激活肾上腺素能受体抑制胰岛素分泌。

基因变异导致肾上腺素受体过度表达，使胰岛素分泌减少，增加2型糖尿病的易感性。研究表明，交感神经支配在胰岛结构的建立和发育的成熟中起着重要的作用。这种神经支配的缺失导致胰岛结构受损，胰岛素分泌减少和葡萄糖耐受不良。

中枢神经的下丘脑有摄食中枢和饱食中枢，前者促进摄食需求，后者下达拒食命令，两者之间失衡会对血糖产生影响。

另外，如果长期精神状态不佳，如易怒、焦虑、压力过大等，这些不良情绪会导致人体交感神经兴奋抑制胰岛素分泌，从而导致血糖升高，胰岛则需要分泌过多的胰岛素来降低血糖，久而久之，内脏功能不堪重负出现功能受损，从而导致2型糖尿病的发生。

葡萄糖的循环水平是由出现率（通过合成或存储释放）和消失率（通过利用、摄取或排泄）之间的平衡决定的。这种平衡受到每个器官持续的能量需求的影响：机体需要足够能量的葡萄糖供应，以确保生殖健康和在不断变化的环境条件下生存。中枢自主神经系统具有葡萄糖的检查、监管、储存和分配的能力，以满足身体的需求、预期可能的行为。通过整合体内感受信号，确定糖储存和循环，提示食物的可用性，中枢自主神经系统与胰岛协同，调节葡萄糖的产生、储存和利用，保持低生物防御血糖水平（BDLG）。BDLG病理性升高，使血浆葡萄糖维持较高水平，表示大脑和胰岛都出现了相关的功能障碍。

代谢系统的自主神经调控回路包括下面两大层次：① 在自主神经的基本神经解剖学和神经生物学层次，有胰腺、肝脏和脂肪组织中神经元和神经回路的神经解剖图谱；单个组织中神经元的细胞特异性分子特征或这些组织中神经元的功能连接；神经细胞和回路的组成和结构，包括解剖位置、神经递质含量、树突和轴突连接、受体谱、胶质细胞的作用和电特性。② 自主神经在糖代谢中的功能层次，从正常生理到发病再到显性病理的过程中，自主神经系统调控的时间变化，影响组织功能和代谢稳态。显然，自主神经活动和功能测量方法将极大地有助于我们理解自主神经如何调节目标器官功能，并且在疾病治疗方法的研发中具有重要意义。例如，临床测量交感神经和副交感神经系统的活动随着肥胖的增加而发生的变化，可以精准开发肥胖症的神经疗法。

1.7　神经内分泌免疫系统和应激反应

自主神经系统、下丘脑－垂体－肾上腺轴(HPA轴)和免疫系统,在解剖上和功能上相连,形成神经免疫系统网络,如图1.9所示。ANS、HPA通过分泌神经递质和激素调节免疫系统;免疫细胞通过分泌神经递质样物质、激素和细胞因子作用于神经内分泌系统。这三个系统协调中枢和外围,反应感知到的系统压力信号。自主神经系统的副交感神经和交感神经都能迅速反应应激信号,而下丘脑－垂体－肾上腺轴和免疫系统的应激反应有延迟,但是是长期的[12]。

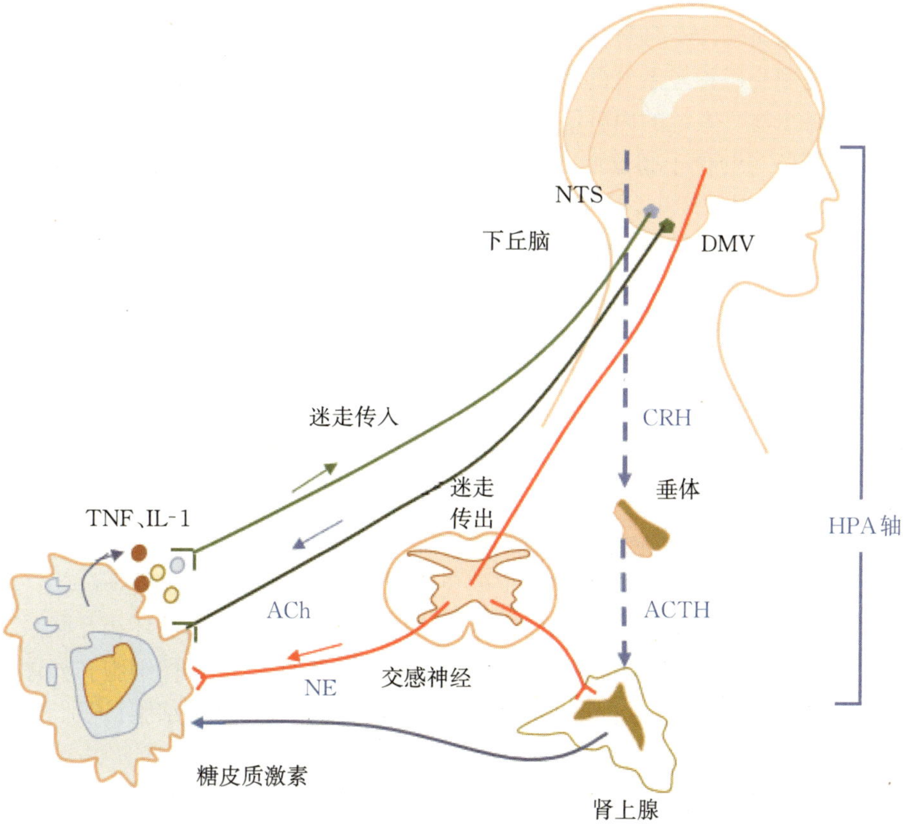

图1.9　神经内分泌免疫系统与炎症反应

自主神经系统ANS、下丘脑-垂体-肾上腺轴和免疫系统,形成神经免疫系统网络。其中自主神经系统包括感受迷走神经传入、交感神经传出、迷走神经传出;HPA轴源自下丘脑,通过释放促肾上腺皮质激素(ACTH),产生糖皮质激素。ANS、HPA通过分泌神经递质和激素调节,与免疫系统中相应的受体结合,实现调控。免疫细胞通过分泌神经递质样物质、激素和细胞因子作用于神经内分泌系统。出现感染、损伤、缺血时,免疫系统的组织损伤炎症产物(TNF、IL-1)激活感觉迷走神经传入信号,传递至孤束核,反射性激活迷走神经传出,通过胆碱能抗炎途径抑制细胞因子合成。

中枢自主神经网络(CAN)通常指调节自主神经功能的大脑皮层和皮层下区域。重要的结构包括孤束核、岛叶皮质、下丘脑、杏仁核、前额叶皮质、海马体和导水管周围灰质(PAG)。在脑干中,NTS是内脏传入投射的第一个中继站,通过多突触通路向下丘脑以及海马体和前额叶皮质等边缘结构发送信息。下丘脑是大脑应激反应和维持体内平衡的关键区域。除了来自NTS的信息外,下丘脑还接收来自前脑结构的有关内外环境的信号,包括位于岛叶皮层的初级内脏-运动皮层和感觉皮层。由前额叶皮质、杏仁核和海马在内的边缘结构将情绪与ANS联系起来,海马接受来自脑干核的多突触输入,并与下丘脑室旁核(PVN)有连接。PAG接收前脑结构、脑干和脊髓的连接,协调对压力和疼痛的自主和躯体反应。

自主神经系统的副交感神经、交感神经、传入神经和肠部神经在结构和功能上相对分散。交感神经向身体的所有器官发送投射:节前神经元位于胸腰椎节段的外侧角,并投射到附近的椎前、椎旁和内脏前神经节;节后神经纤维支配平滑肌、心肌和实质器官,包括免疫系统的所有器官。副交感神经分裂起源于脑干和骶脊髓的核。

迷走神经是副交感神经系统的主要组成部分,是一种双向神经束,起源于髓质。迷走传入神经几乎将每个器官系统的内脏信息传递到NTS。

肠神经系统(ENS)位于肠道壁内,调节胃肠功能。ENS接收迷走神经胃肠道分支的重要胆碱能投射,刺激胃酸产生,促进胃肠黏膜运动,调节免疫细胞活性。肠道迷走神经传入纤维在“肠-脑轴”中起着重要作用,并影响与情绪和焦虑障碍有关的大脑回路。

1.7.1 自主神经系统与免疫系统器官结构上的联系

免疫系统由免疫器官、免疫细胞和免疫活性分子构成。

- 免疫器官:中枢的胸腺和骨髓,外周的脾、淋巴结、扁挑体;外周淋巴器官,消化道、呼吸道等非淋巴器官。
- 免疫细胞:包括淋巴细胞、巨噬细胞、抗原提呈细胞、浆细胞、粒细胞和肥大细胞等。
- 免疫活性分子:主要由免疫细胞产生的免疫球蛋白、补体、多种细胞因子等。

组成免疫系统的各种成分分布于全身各处,通过血液循环和淋巴循环相互联系,形成一个整体。其功能包括:识别和清除进入机体的抗原,包括病原生物、异体细胞和异体大分子;识别和清除体内表面抗原发生变异的细胞,包括肿瘤细胞和病毒感染细胞;识别和清除体内衰老死亡的细胞,维持内环境的稳定。[13]

免疫器官分为中枢免疫器官和外周免疫器官。胸腺和骨髓是中枢免疫器官,产生淋巴细胞。外周免疫器官包括淋巴结、脾脏、扁桃体以及皮肤、肠道、肺和腹膜的黏膜组织。中枢和外周免疫器官都接受交感神经支配:胸腺的交感神经支配起源于下丘脑、脑桥和延髓的交感前运动神经元。这些运动前神经元投射到胸椎T1~T7脊髓中外侧(IML)细胞柱的交感神经节前神经元,神经节后交感投射支配胸腺。同样,在骨髓中,下丘脑、脑桥和脑干的运动前交感神经核投射到胸椎8至腰椎1(T8~L1)的脊髓交感神经节前神经元,神经节后投射支配骨髓。

交感神经支配也存在于外周免疫器官,包括脾脏和淋巴结。

HPA轴和ANS通过下丘脑相连。下丘脑可以触发快速交感-肾上腺髓质(SAM)通路,以及较慢的HPA轴。在运行中,NTS接收迷走神经传入,监测全身应激信号(如白介素、低血糖、疼痛信号)。这些数据通过肾上腺素能和去甲肾上腺素能投射传递到PVN,直接激活下丘脑轴。ANS和HPA轴之间的通信是双向的。作为自主神经系统中枢协调器,PVN分别通过投射到迷走神经中侧和背侧运动核(DMV)来激活副交感神经和交感神经。

下丘脑轴和自主神经系统的活动也受到自上而下调控信息加工的影响,即编码感知、情绪和压力。这种情绪-自主神经网络包括海马体、杏仁核、中央核和终纹床核。海马体被认为是激活ANS和HPA的一个特别重要的区域。海马体中表达的糖皮质激素受体(GR)的激活导致HPA轴活性降低。海马体还通过多突触途径接收来自迷走神经中继站NTS的信息,这表明海马体同时接收有关感知和事件检测到的应激源的信息。

HPA轴和ANS通过它们的效应分子,即HPA轴的糖皮质激素和ANS的去甲肾上腺素,在神经内分泌轴的多个水平上相互作用。儿茶酚胺和去甲肾上腺素激活HPA轴:NTS启动儿茶酚胺合成,PVN释放促肾上腺皮质激素释放因子(CRF)。肾上腺皮质激素释放因子在垂体门静脉系统中传递,刺激垂体前叶释放ACTH,ACTH又刺激肾上腺释放糖皮质激素。SAM通路的激活还导致儿茶酚胺的全身释放,儿茶酚胺作用于PVN中的肾上腺素能受体,刺激下丘脑轴。

1.7.2 自主神经系统和免疫系统之间的相互作用

自主神经系统和免疫系统之间的神经体液相互作用。交感神经和副交感神经都与免疫系统有化学联系。[14]

在副交感神经系统中,神经节前和神经节后副交感神经纤维都使用乙酰胆碱(ACh)作为其主要的神经递质。免疫细胞有毒蕈碱受体和烟碱受体。该受体存在于包括巨噬细胞、树突状细胞、T细胞和B细胞在内的先天免疫细胞,通过胆碱能抗炎途径抑制细胞因子合成,具有重要作用。

在交感神经系统中,突触前纤维使用乙酰胆碱作为其神经递质,而节后交感神经纤维使用NE。NE结合免疫细胞上的β和α肾上腺素能受体(AR)触发第二信使系统。这些第二信使通路的激活可调节细胞因子释放并改变免疫细胞分化,导致促炎或抗炎活性。α-AR的激活导致炎性细胞因子肿瘤坏死因子α(TNF-α)和IL-6的升高,而β-AR的激活与炎症水平降低相关。抗炎作用通过抑制促炎细胞因子或促进抗炎细胞因子如IL-1ra、tnf受体片段和IL-10发生。α/β-AR的相对表达和NE对α/β-AR结合亲和力的差异允许SNS活性对免疫细胞信号传导的不同。

除了交感神经节后NE直接在淋巴器官和免疫细胞上释放外,在应激后下丘脑激活SAM通路后,NE被释放到血流中。在系统水平,NE通过调节血液和淋巴流动、募集炎症细胞、刺激骨髓中白细胞生成等间接作用于免疫系统。全身血流中的NE浓度低于节后纤维和α/β-AR交界处的NE浓度。因此认为,系统循环的NE主要作用于α-AR,而神经节后投射释放的NE同时作用于α-AR和β-AR。

神经递质及其对免疫调节作用包括:

去甲肾上腺素：NE促进机体体液免疫应答，影响B淋巴细胞功能；NE抑制T细胞增殖。

乙酰胆碱：中枢ACh具有抑制体液免疫应答的效应，降低中枢ACh含量，体液免疫应答增强；提高中枢ACh含量，体液免疫应答减弱。ACh则增强T细胞增殖。

免疫细胞可直接分泌神经内分泌肽激素，其可统称为免疫反应性激素。免疫细胞生成的神经内分泌激素往往是在病毒感染或毒素刺激下产生和释放出来的。可以将免疫系统看作是神经内分泌系统的一个组成部分[15]。

本章小结

自主神经系统是健康和疾病的中心，也是“阴阳调和”和“内稳态”关于人体健康论述的解剖学、分子生物学、生理病理学支撑。本章自内稳态开始，介绍了自主神经系统的基本概念，并从自主神经心脏调控系统、自主神经糖代谢调控、神经内分泌免疫系统与炎症反应等方面，综合叙述了自主神经系统的构成、神经调控回路的功能，以及相应的分子信息的感受、传输、综合、作用。

本章希望传递的信息是，人体是复杂的、随时间变化的、非线性自动控制系统。这个系统的中枢是“中枢自主神经系统网络”。人体的健康和疾病取决于自主神经系统是否处于正常的稳定状态。自主神经系统的失衡，既是疾病的根源，又是疾病的症状。因为，自主神经系统的失衡，会导致整个神经回路的异常。长期失衡引发神经或器官的重构。反之，器官的病变通过迷走神经感受反应到中枢孤束核，引发神经调控回路的异常。例如，自主神经心脏调控回路的失衡，可能引发窦房结膜电位和离子电位改变，以及本征心率的病变。

因此，自主神经系统的数字评测，是了解自身健康状况的最为本源的途径。以自主神经系统为健康的靶向指标，是保持身体健康态的关键。

参考文献

[1] Cannon W B. Organization for physiological homeostasis[J]. Physiol Rev, 1929, 9(3): 399-431.

[2] Mehra R, Tjurmina O A, Ajijola O A, et al. Research opportunities in autonomic neural mechanisms of cardiopulmonary regulation: A report from the National Heart, Lung, and Blood Institute and the National Institutes of Health Office of the Director Workshop[J]. JACC: Basic to Translational Science, 2022, 7(3): 265-293.

[3] Heymans C, Neil E. Reflexogenic areas of the cardiovascular system[M]. Boston, MA: Little Brown, 1958.

[4] Axelrod J. Studies on sympathomimetic amines. Ⅱ. The biotransformation and physiological disposition of d-amphetamine, d-p-hydroxyamphetamine and d-methamphetamine[J]. J Pharmacol Exp Ther, 1954, 110(3): 315-326.

[5] Von Euler U S. Sympathin in adrenergic nerve fibres[J]. J Physiol, 1946, 105: 26.

[6] Del Castillo J, Katz B. Quantal components of the end-plate potential[J]. J Physiol, 1954, 124(3): 560-573.

[7] Wehrwein E A, Orer H S, Barman S M. Overview of the anatomy, physiology, and pharmacology of the autonomic nervous system[J]. Comprehensive Physiology, 2016, 6(3): 1239-1278.
[8] Ignarro L J. Nitric oxide as a unique signaling molecule in the vascular system: A historical overview [J]. Journal of Physiology and Pharmacology, 2002, 53(4): 503-514.
[9] Bernardi J, Aromolaran K A, Zhu H, et al. Circadian mechanisms: Cardiac ion channel remodeling and arrhythmias[J]. Front Physiol, 2021, 11: 611860.doi:10.3389/fphys.2020.611860.
[10] Mirzadeh Z, Faber C L, Schwartz M W. Central nervous system control of glucose homeostasis: A therapeutic target for type 2 diabetes?[J]. Annu Rev Pharmacol Toxicol, 2022, 62: 55-84.
[11] Carnagarin R, Matthews V B, Herat L Y, et al. Autonomic regulation of glucose homeostasis: a specific role for sympathetic nervous system activation[J]. Current Diabetes Reports, 2018, 18(11): 107.
[12] Mueller B, Figueroa A, Robinson-Papp J. Structural and functional connections between the autonomic nervous system, hypothalamic-pituitary-adrenal axis, and the immune system: a context and time dependent stress response network[J]. Neurological Sciences, 2022, 43(2): 951-960.
[13] Abboud F M, Singh M V. Autonomic regulation of the immune system in cardiovascular diseases[J]. Adv Physiol Educ, 2017, 41(4): 578-593.
[14] Chavan S S, Ma P, Chiu I M. Neuro-immune interactions in inflammation and host defense: Implications for transplantation[J]. Am J Transplant, 2018, 18(3):556-563.
[15] Schiller M, Ben-Shaanan T L, Rolls A. Neuronal regulation of immunity: why, how and where?[J]. Nature Reviews Immunology, 2020, 21(1): 20-36.

第2章　自主神经系统的大模型

为了“自主神经系统的数字评测和干预”这样一个大目标，我们选择从自主神经心脏调控入手，建立自主神经心脏调控系统大模型，并推广到诸如自主神经消化系统调控和糖代谢稳态、自主神经泌尿生殖系统调控和激素平衡等其他方面。这不仅是因为国际生物医学界对自主神经心脏调控的研究相对深入，有充分的研究成果积累，更是因为自主神经心脏调控处于健康和疾病的中心位置。人类最常见的几种慢性疾病，如高血压、心血管病、糖尿病、呼吸性疾病，都与自主神经心血管调控失衡相关。疾病的发展都会引起自主神经和心血管系统的损坏和重构，进而形成心血管自主神经病变(neuropathy)。

这里也必须说明的是，由感受器产生的神经传入，如运动、呼吸、压力以及体内状态变化等，会影响几乎所有的神经回路，包括中枢神经功能区域。这里仅以心脏调控回路为例，调控自主神经对脏器的调控。

前面叙述了自主神经系统的构成、调控原理和功能，我们知道，自主神经系统学科的发展，主要指分子生物学、解剖学、生理病理学领域的进展。

分子生物学从微观揭示了自主神经调控过程中的环节，特别是其中的信息感受、信息载体、信息传输、信息受体反应。典型的例子有：

- 压力感受器功能的分子生物学研究发现，分离出来的压力感受器神经元中的钙离子Ca^{2+}的变化，正比于机械激励强度和细胞变形幅度。

- 交感神经递质去甲肾上腺素(NE)，经交感神经突触，进入心脏窦房结，刺激细胞膜上的肾上腺素能受体(b-AR)，改变膜时钟节律。

- 下丘脑室旁核(PVN)中的神经元合成促肾上腺皮质激素释放因子(CRF)和加压素(AVP)。面对压力时，促肾上腺皮质激素释放因子释放到垂体门脉血管，进入垂体前叶，与受体结合，激励环磷酸腺苷(cAMP)途径事件，向系统循环释放促肾上腺皮质激素(ACTH)，进而产生应激反应。

解剖学、生理病理学的研究，揭示了自主神经的构成，弄清楚了实现目标器官和参数(如心率、血糖)调控的神经回路和调控机制，以及疾病的自主神经调控的病理。在此基础上，对于自主神经调控异常和疾病，可以研发药物和人工干预方法，达到矫正自主神经回路异常的目的。例如，医疗界对自主神经调控心率的神经回路和作用机理已经非常清楚。当检测到交感神经过激，引起静息心率过高时，可以使用β阻滞剂，抑制心脏窦房结β受体对交感神经递质NE的响应增益，弥补交感神经过激引起的心率调控回路增益过高的缺陷。当然，静息心率过高，不一定是交感神经过激。开具药方前必须检测交感神经功能和激励水平，才能做到精准诊治；否则，容易产生副作用。

究其本质，人体的自主神经调控，相当于是在人体器官和机体“硬件”之上的复杂的自适应控制系统。在分子生物学、解剖学、生理病理学领域，对自主神经系统结构、神经回路、功能、失衡和疾病等方面的研究已经取得很大进展，自主神经系统已经走到医疗健康中心舞台的今天，国内外生物医学界提出了自主神经评测和干预的数字化智能化的呼吁。

NIH提出的研究方向[1]包括：

- 研发生物医学模型和计算模型，以便检测和计算生物标志、制定治疗靶点；通过综合大量、多种类数据集合，实现建立跨规模、年龄、性别、病种的模型。
- 研发基于神经调节的生物电子医药(bioelectronic medicine，BEM)新技术、新设备、新疗法。

诚然，建立生物医学和计算模型，通过大数据学习，才能找到、定义、计算符合临床要求的生物指标，治疗靶点；也才具有研发自主神经疗法的新技术、新设备的基础。

为达此目标，跨学科攻关是必需的。近代医学的重大发展，包括影像诊断学、超声诊断学、化学疗法、放射疗法，都是跨学科的典型。

信息和系统科学领域的数字建模方法、大数据智能，已经在工业4.0、现代管理等领域的数字化、智能化上显示出巨大的潜力，也将在解决自主神经系统的数字评测和干预中的一系列关键科学问题中发挥重要作用，让这一全新的生物医学领域，走向临床实践，走向大众健康。

本章主要讨论和叙述的就是“自主神经系统心脏调控的大模型”，它是自主神经系统数字评测和干预的理论基础和技术核心。

自主神经系统心脏调控大模型包括3个部分：

(1) 自主神经系统心脏调控的解剖学、生理病理学模型。用于解释自主神经系统心脏调控回路的构成、功能、调控机理、失衡和重构。

(2) 信号系统模型。自主神经系统心脏调控，其本质是自动控制系统。控制回路处理的是信号，旨在调控目标器官和机体，实现动态平衡。因此，在解剖学和生理病理学模型的基础上，构建信号系统模型，使用成熟的信号系统理论方法，讨论和解决其中调控系统组成、调控功能、指标，将自主神经系统心脏调控的解剖学生理病理学模型数字化，为生物医学和临床提供系统水平的分析手段和工具。

(3) 动态系统贝叶斯网络模型。自主神经系统是复杂的、时变的、非线性的动态系统。事件的发生甚至具有不确定性。对于这样的复杂动态系统，“概率图模型”提供了理想的分析和求解的理论和方法。我们将使用“概率图模型”的理论和方法，建立自主神经心脏调控的动态系统贝叶斯网络模型和求解方法，解决交感神经和副交感神经的激励状态和调控功能的评估和测量，以及神经回路调理的实时监测和效果评估问题。

这三个模型的建立，使得从事自主神经系统研究和应用的多个不同学科的科技工作者之间，有共同语言、研究方法和工具。

2.1　自主神经系统心脏调控的解剖学和生理病理学模型

本节将从自主神经系统心脏调控回路、神经元的构成和工作机制、自主神经失衡和病变等方面，站在系统角度，综述生物医学领域的权威论述，形成一个简要但相对完整的自主神经系统解剖学、生理病理学模型。

2.1.1 自主神经系统心脏调控回路

自主神经系统心脏调控的解剖学、生理病理学模型简图如图2.1所示。整个自主神经的心脏调控由三大部分组成：心血管状态感受及神经传入、下丘脑神经传入综合和控制信号形成、自主神经控制递质传出及受体结合完成调控。[1]图中左边的感受部分和右边的调控部分，其中的目标器官都是心脏和血管。因此，这是一个闭环自动控制系统。

图中神经传入部分包括压力感受器（感受血压等机械力）、化学感受器（感受血液、体液等成分变化）、疼痛感受器（感受疼痛）、视觉感受器、听觉感受器等；感受信号包括心脏和血管以及其他体内器官和组织。炎症和心理压力、外部环境和运动等通过迷走神经和脊髓传入中枢下丘脑孤束核。

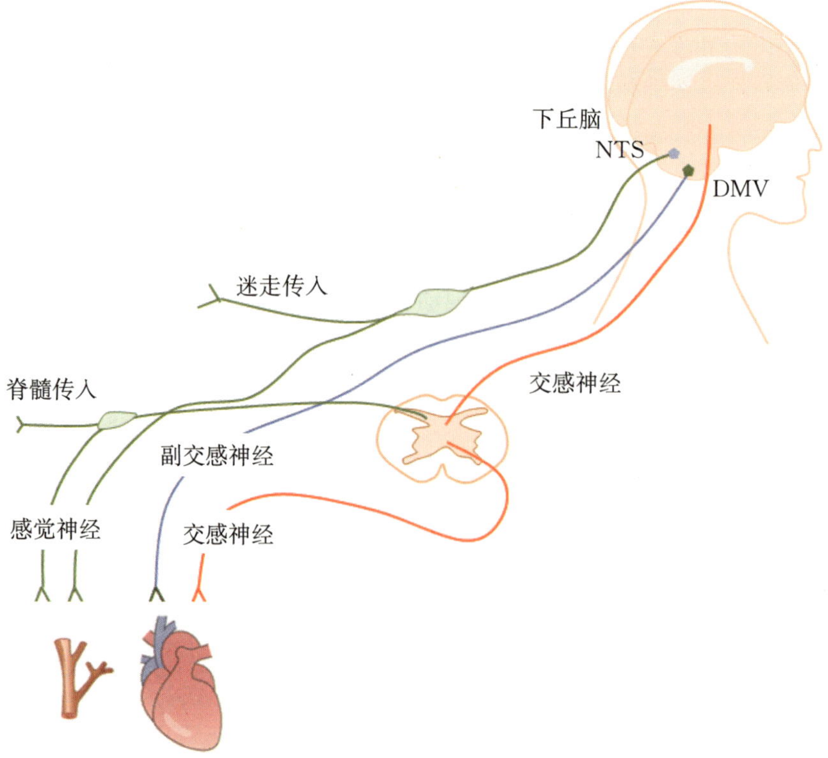

图2.1 自主神经系统心脏调控回路的三大部分

压力感受器、化学感受器等感受到的神经传入，通过脊椎和迷走通道，进入下丘脑孤束核（绿色）；在下丘脑与来自前脑结构的有关体内外环境的信号和情绪信号综合，形成对心血管调控的交感神经和副交感神经的调控信号；经交感副交感神经，产生神经递质传出（蓝色），去甲肾上腺素和乙酰胆碱，再经节后神经纤维，到达窦房结，分别与β受体和M受体结合，调控心率。

中枢自主神经网络通常指调节自主神经功能的大脑皮层和皮层下区域。重要的结构包括孤束核、岛叶皮质、下丘脑、杏仁核、前额叶皮质、海马体。NTS是神经传入投射的第一个中继站，通过多突触通路向下丘脑以及海马体和前额叶皮质等边缘结构发送信息。下丘脑是大脑应激反应和维持体内平衡的关键区域。除了来自NTS的信息外，下丘脑还接收来自前脑结构的有关体内外环境信号。由前额叶皮质、杏仁核和海马体在内的边缘结构将情绪与ANS联系起来，海马体接受来自脑干核的多突触输入，并与下丘脑室旁核相连。下丘脑综合NTS的神经传入、前脑结构的体内外信号、边缘结构的情绪信号，形成投向交感神经和副交感神经的控制信号。

图2.1所示的自主神经传出部分，交感神经投射向心脏的节前神经元位于颈椎和胸椎节段的外侧角，并投射到附近的椎前、椎旁和内脏前神经节。心脏神经丛支配平滑肌、心肌和窦房结。其节后神经纤维从椎旁交感神经节到达心肌和窦房结，有十多厘米长。

迷走神经是副交感神经系统的主要组成部分，是一种双向神经束，起源于髓质。迷走传入神经几乎将每个器官系统的内脏信息传递到NTS。迷走神经节前神经元较长、有髓，心、肺、胃、肠等由同一个迷走神经节前神经，到达相应器官神经节；节后神经纤维很短。

交感神经和副交感神经丛，分别通过脊髓和延髓、释放神经递质去控制窦房结心率。[2]

2.1.2　神经元的构成和工作机制

在自主神经调控回路中，感受神经、中枢下丘脑、交感神经和副交感神经、调控目标的受体，都由不同类型的神经元（neuron）组成。虽然这些神经元的类型不一，但都有共同的结构，同样的工作机制。因此，有必要阐明神经元的组成、工作方式以及在神经回路中实施调控任务中的角色和机制。[3]

1. 神经元结构

神经元由树突、细胞体和轴突三个部分组成（图2.2）：

- 树突（dendrites）：接受信息。一个神经元可能有多个树突，树突也可能具有多个分支，树突分支上有多个棘状突起的树突棘（dendritic spine）。树突棘的结构和功能可塑，与学习和记忆相关。神经元树突的结构，使得神经元可以具有接受多个信息输入通道。
- 细胞体（cell body）：整合信息。少数以胞体膜接受信息。
- 轴突（axon）：传递信息。通常只有一个。胞体发出轴突的部位称为轴丘（axon hillock）。轴突起始的部分称为始段（initial segment）。轴突末端分成许多无髓鞘分支，每个分支末端膨大，与另一个神经元或效应器细胞相接触而形成突触（synapse）。末端膨大部分称为突触扣（synaptic button）、终扣（terminal button）、突触小结（synaptic knob）。

为了链接的需要，轴突和感觉神经元的长树突，都具有较长的神经纤维（nerve fiber），统称为轴索（axis-cylinder），轴索外有或无髓鞘（myelin sheath）包裹。神经纤维末端称为神经末梢（nerve terminal）。

神经纤维的主要功能是传导兴奋信息，传导速度与其直径、有无髓鞘相关。神经纤维的传导有双向性。神经纤维之间互不干扰。

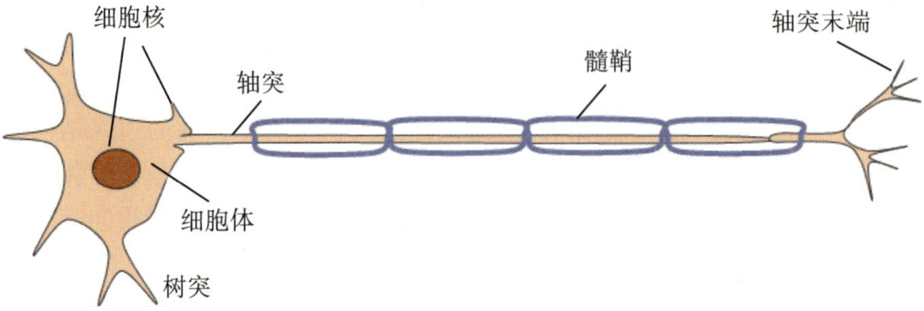

图 2.2　神经元的结构

神经元的主要功能是接受、整合和传递信息。信息在神经元内的表现形式为动作电位脉冲的神经冲动，而在神经元之间的信息交换时表现为在突触缝隙之间的神经递质流。也就是说，神经元的活动强度，可以用动作电位脉冲的密度或神经递质的浓度来表征。

2. 动作电位

动作电位是神经元细胞膜内外电位，因树突接受到刺激而产生的电位变化脉冲。动作电位既与刺激有关，也与细胞膜的电特性相关。动作电位一经产生，其幅度就达到一定的数值，不因刺激的增强而增大；动作电位在同一细胞上的传播是不衰减的，其幅度和波形始终保持不变。

动作电位一旦产生，便沿轴突向末梢传导。

图 2.3 是动作电位产生过程的示意图。神经细胞膜内外两侧存在钠、钾、钙离子，和相应的离子通道。生物电信号的本质是离子跨膜流动而不是电子的流动。动作电位生成的几个阶段：

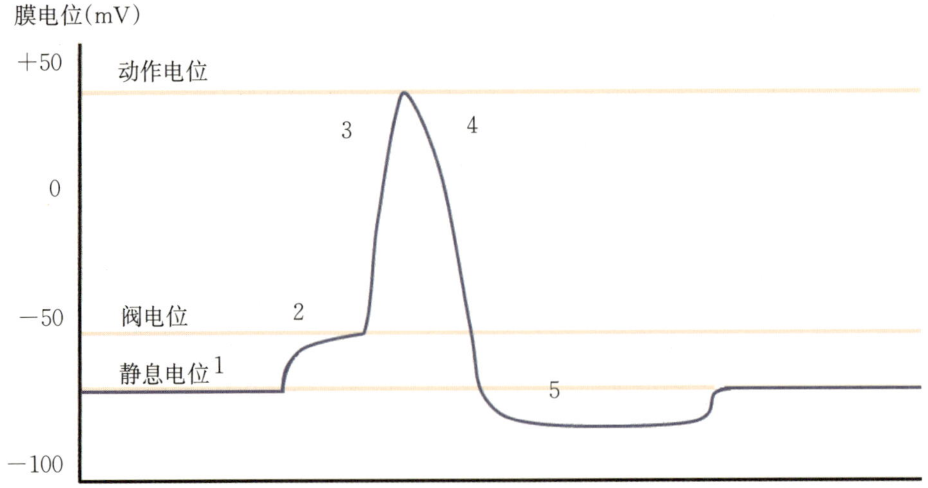

图 2.3　动作电位产生过程示意图

(1) 静息电位：静息电位指没有刺激时存在于细胞膜两侧的外正内负的电位差，约 −70 mV。其形成原因是钠离子通道关闭；但因为细胞膜只对钾离子有较高的通透性，细胞内钾离子浓度都大于细胞外，钾离子因浓度差由细胞内移向细胞外，而膜内带负电的蛋白质离子不能透出细胞，于是钾离子外移造成膜内变负、膜外变正。最后达到一种钾离子外移和阻碍钾离子外移相互平衡的状态，这时的膜电位称为钾离子平衡电位，实际上就是安静时细胞膜内外的电位差。

(2) 阈电位：细胞体整合树突刺激产生的局部电位，达到阈值时打开钠离子通道，Na^+的浓度梯度（膜外高于膜内）和电压梯度（膜外为正，膜内为负）都驱使Na^+迅速向细胞内流动，引起膜两侧达到阈电位。

(3) 动作电位的去极化阶段：阈电位后，正反馈使钠离子通道保持开放，钾离子通道保持关闭，大量的Na^+进入细胞内，膜内电位迅速由负变正并接近Na^+的平衡电位，动作电位达到峰值。

(4) 动作电位的复极化阶段：在动作电位达到峰值后，钠离子通道关闭，钾离子通道开放，浓度梯度和电压梯度都促进K^+流出细胞，电荷的减少使细胞内部积累更多的负电，膜电位逐渐恢复为静息电位。

(5) 动作电位的超极化电位：钠离子通道关闭，钾离子通道也逐渐关闭，有稍微过量的K^+外流使膜电位较静息状态时更负，形成一个超极化电位。随后，细胞膜很快恢复到静息状态，准备响应另一个新刺激。

3. 突触信息交换

当动作电位传到轴突末梢时，可引起神经递质的大量释放，神经递质作用于与该末梢构成突触后神经元或效应器细胞上的受体，完成信息传递。

突触是一个神经元的冲动传到另一个神经元或另一个细胞间的相互接触，在功能上发生联系，实现信息传递的关键部位。

突触有不少类型，这里只介绍最典型的前向化学突触，其由突触前端（presynaptic terminal）、突触间隙（synapse cleft）、突触后端（postsynaptic terminal）三部分组成，如图 2.4 所示。

- 突触前端神经元轴突终末呈球状膨大，轴膜增厚形成突触前膜，厚 6～7 nm。突触前膜部位的胞浆内，含有多个突触囊泡（synaptic vesicle）以及一些微管、线粒体等。突触囊泡内含有神经递质，并因所含神经递质不同而形状和大小颇异。
- 突触后端多为下一个神经元的胞体膜或树突膜，与突触前膜相对应部分增厚，形成突触后膜（postsynaptic membrane），厚 20～50 nm。后膜具有受体和化学门控的离子通道。
- 突触间隙是位于突触前、后膜之间的细胞外间隙，宽 20～30 nm，其中含糖胺多糖（如唾液酸）和糖蛋白等，这些化学成分能和神经递质结合，促进递质由前膜移向后膜，使其不向外扩散或消除多余的递质。

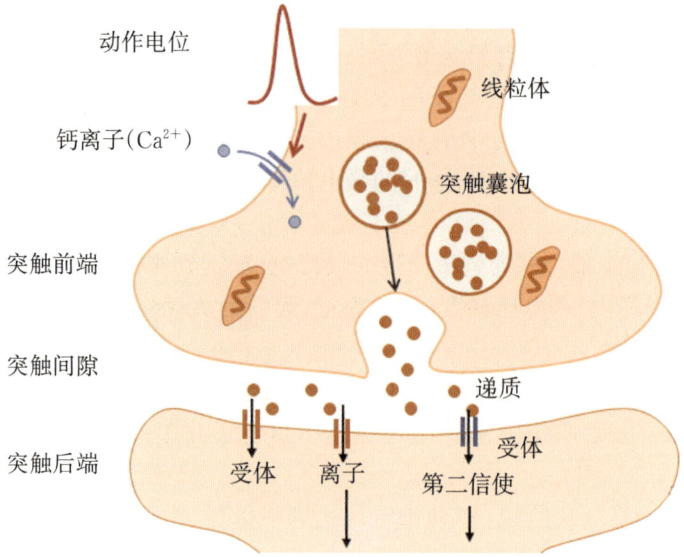

图 2.4　突触的结构和信息传递

突触的信息传递过程如下：

- 突触前过程：神经冲动，也即动作电位，沿神经纤维传至突触前膜，触发前膜上的电位门控钙通道开放，细胞外的钙离子(Ca^{2+})进入突触前端，刺激囊泡向前移动、融合，出现裂口，将囊泡内的神经递质释放到突触间隙。随后，离子交换，恢复胞浆内Ca^{2+}浓度。
- 突触间隙过程：递质结合突触后膜的受体，传递信号；递质结合突触前膜的受体，调节释放；递质失活(酶解、重摄取、被胶质细胞摄取或扩散到血液被肝肾代谢)。
- 突触后过程：神经递质结合并激活特定的受体，引起兴奋性突触后电位或抑制性突触后电位；突触后电位经综合(时间综合、空间综合)后若达到阈电位，即可在轴突始段引发动作电位。

4. 神经胶质细胞

神经胶质细胞(neurogliocyte, neuroglia)具有不同功能的多种类型，数量是神经元的10～50倍。在中枢神经系统，有星形胶质细胞(astrocyte)，其作用是支持、营养、引导神经元；小胶质细胞(microglia)，其作用是吞噬；少突胶质细胞(oligodendrocyte)，其作用是形成髓鞘；室管膜细胞(ependymal cell)，其作用是参与构成脉络组织，产生脑脊液。

在周围神经系统，有施万细胞(Schwann cell)，其作用是形成髓鞘；卫星细胞(satellite cell)，其作用是支持、营养、调节神经元外部的化学环境。

5. 神经递质和受体

神经递质的种类较多，与自主神经相关的神经递质主要有两大类：胆碱类，如乙酰胆碱；胺类，如去甲肾上腺素、肾上腺素、多巴胺、5-羟色胺、组胺。其他神经递质种类还有氨基酸类、嘌呤类、气体类、脂类、肽类等。

(1) 乙酰胆碱及其受体

乙酰胆碱(ACh)由胆碱和乙酰辅酶在胆碱乙酰转移酶的催化下于胞质中合成,被输送到轴突末梢,储存于突触囊泡内。ACh被释放并发挥作用后,被胆碱酯酶迅速水解而终止。

胆碱能受体分为两类:一类为M受体(毒蕈碱受体,muscarinic receptor),分布于大多数副交感神经节后纤维支配的效应器、交感神经节后纤维支配的汗腺、骨骼肌血管;另一类为N受体(烟碱受体,nicotinic receptor),是离子通道型受体。

(2) 去甲肾上腺素及其受体

去甲肾上腺素(NE)和肾上腺素(E)均属儿茶酚胺(catecholamine)类物质。以酪氨酸为原料,先在胞质内酪氨酸羟化酶和多巴脱羧酶的作用下合成多巴胺。多巴胺进入突触囊泡,经多巴胺-β-羟化酶催化生成NE,释放并发挥作用后先经单胺氧化酶氧化,后经儿茶酚氧位甲基转移酶甲基化而失活。

肾上腺素能受体分为α受体和β受体两类。α受体有α_1、α_2两种亚型,β受体有β_1、β_2、β_3三种亚型。NE与α_1受体结合后产生的平滑肌效应是兴奋性的,包括血管平滑肌(尤其是皮肤黏膜、肾、胃肠血管)、子宫平滑肌、瞳孔开大肌的收缩;NE与α_2受体结合的效应是抑制性的,包括负反馈抑制突触前递质释放、小肠舒张;NE与β_1受体结合的效应是兴奋性的,引起心脏活动增强;NE与β_2受体结合后产生的平滑肌效应是抑制性的,包括血管(尤其是骨骼肌、肝脏血管)、子宫、小肠、支气管等平滑肌的舒张。

2.1.3　心率的自主神经调控

窦房结是心脏自动节律性的起搏点。窦房结中含有的许多具有自动节律性的细胞,称为起搏细胞。窦房结的自律性依次激动心房肌、房室结、房室束、心室内传导组织和心室肌,从而引起整个心脏的收缩。如窦房结发生病变,可使心率发生改变,称为窦性心率失常。

1. 窦房结节律、钙时钟、膜时钟和动作电位

窦房结的自动电活动,生成我们通常所测量到的心电信号。与通常的神经细胞不同,窦房结细胞具有细胞内Ca^{2+}处理机制,即"钙离子时钟",并已经形成了与"膜时钟"离子通道的相互作用组合。[4]这使得在心跳之间的静息阶段发生自动去极化,即"舒张期去极化",也称为动作电位的"第4期"。第4期舒张期去极化有助于将膜电位带到下一个心跳的触发阈值,是窦房结自动节律的关键,如图2.5所示。

在窦房结细胞内,肌浆网是钙离子时钟的中心。肌浆网膜上的利阿诺定受体以自发"点火"或本地钙离子释放的形式将Ca^{2+}释放到细胞质中。膜时钟膜电位上升,打开T型电压门控钙离子通道,钙离子内流发生。这些本地释放在响应钙离子通过细胞膜内流时频率增加,称为"Ca^{2+}诱导Ca^{2+}释放"(CICR)。Ca^{2+}内流最初通过T型电压门控钙离子通道发生,该通道由于膜时钟启动的膜电位上升而打开。因此,本地钙离子释放导致细胞质Ca^{2+}浓度在第4期小幅增加。作为对细胞内水平上升的响应,细胞膜上的Na^+-Ca^{2+}交换器(NCX)将1个Ca^{2+}交换为3个Na^+进入细胞,导致净正电荷流入,有助于舒张期晚期去极化。

一旦舒张期去极化导致细胞膜达到阈值电位,0期被触发,L型电压门控钙离子通道打

开，允许细胞通过Ca^{2+}流入进行大规模的去极化，肌浆网膜上的“Ca^{2+}诱导Ca^{2+}释放”发生，大量排空肌浆网，导致全细胞钙离子瞬时尽失、肌丝收缩。肌浆网中的钙离子储存随后由膜上的肌浆-内质网钙腺苷三磷酸酶(SERCA)补充。

决定膜时钟节律的膜离子电流有：I_f——有趣电流，是一种混合的Na^+和K^+向内电流，通过超极化活化环核苷酸门控(HCN)膜离子通道。它在细胞超极化的第4期(舒张期)早期激活，因此有助于早期舒张期去极化。HCN膜离子通道还受cAMP信号的调节，是自主神经系统调节心率的重要途径。I_K——钾离子电流，负责心肌细胞在动作电位上冲后的再极化，钾离子电流的衰减有助于早期舒张期去极化。

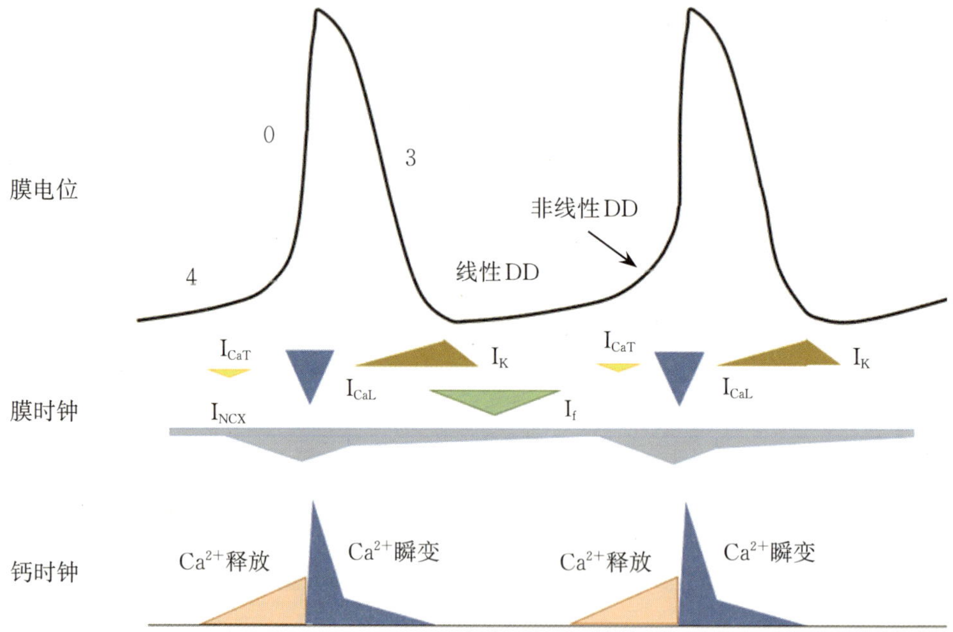

图2.5 窦房结细胞膜动作电位、细胞膜时钟和钙时钟

DD：舒张去极化；I_{CaT}：T型电压依赖性钙电流；I_{CaL}：L型电压依赖性钙电流；I_{NCX}：钠钙交换电流；I_K：钾离子电流；I_f：有趣电流

如上所述，窦房结细胞内有Ca^{2+}处理机制，即“钙离子时钟”，并与细胞“膜时钟”离子通道相互作用。窦房结细胞内肌浆网的自发“点火”，使得窦房结自身具有在完全无外部激励的情况下自动振荡而产生心跳的功能，此时的心率称“本征心率”。

交感神经和副交感神经对窦房结的调控，是通过窦房结“膜时钟”细胞膜上的受体完成的。

2. 中枢和自主神经的心率调控[5]

心跳由一个分层的脑-心时钟系统控制。位于视交叉上核(SCN)的主时钟通过下丘脑室旁核(PVH)向副交感神经系统和交感神经系统传递信号，迷走神经通过ACh刺激窦房结细胞膜上的胆碱能受体，交感神经通过NE刺激位于窦房结细胞膜上的肾上腺素能受体，实现窦房结的节律调控。

交感神经与窦房结受体、副交感神经与窦房结受体之间的调控交互，也如图2.4所示突触信息传递过程。交感神经递质NE和副交感神经递质ACh分别通过各自的突触缝隙，结合并激活相应的受体，引起兴奋性突触后电位或抑制性突触后电位；突触后电位总和（时间总和、空间总和）主要通过窦房结膜时钟HCN膜离子通道以及环腺苷单磷酸，实现心率调节。

下丘脑感觉机制包括颈动脉小体（CB）化学受体、高压压力感受器（HPBR）和低压压力感受器（LPBR），它检测肺和心脏信号、外界刺激、内分泌和免疫信号。昼夜节律的变化也影响激素（如心钠素ANP）水平和机械感受（如心房压力）。这些都形成心脏的神经传入。

大脑分层时钟系统通过从副交感神经和交感神经向SAN释放神经递质来调节心率和节律。交感或对交感受体刺激分别增加或减少结细胞产生动作电位（AP）的速率。交感-副交感神经递质，调节本征起搏器细胞蛋白合成水平，进而驱动偶联时钟机制：交感神经刺激增加，胆碱能刺激减少，驱动偶联时钟分子功能（即离子通道和Ca^{2+}泵入肌浆网（SR））的蛋白磷酸化。L型钙离子通道、利阿诺定受体和SR-Ca^{2+}泵的活性决定了动作电位AP放电速率。由于这些机制活动受磷酸化蛋白水平的控制，因此这种蛋白修饰的动力学和化学计量学可以影响动作电位速率和节律。

交感-副交感神经张力的改变影响超昼夜节律变化。起搏器细胞的交感神经刺激不仅能显著缩短动作电位平均跳动间隔，还能降低超昼夜节律变化指数。而副交感神经刺激不仅能显著增加单个离体起搏器细胞的平均搏动间隔和超短时搏动间隔变化指数，还能降低搏动间隔的复杂性。交感-副交感神经张力的变化也影响包括人类在内的哺乳动物的昼夜节律变化。对人类不同昼夜节律模式的实验诱导（从睡眠到觉醒转变的转变）表明，早晨发生的从睡眠到觉醒转变与交感神经激活变化有关。在年轻人和老年人中，血浆儿茶酚胺浓度的昼夜变化规律的不同，验证了交感神经张力昼夜节律变化的不同。

2.1.4 自主神经心脏调控系统失衡和病变

如1.5节所述，下述任何一种自主神经心脏调控回路中的事件的发生，都会引起自主神经调控的失衡和心血管系统的异常：压力感受器、化学感受器灵敏度的降低，神经传入通路的异常，接受数据传入的孤束核和综合神经传入和中枢意识的下丘脑的功能不畅，交感神经和副交感神经激励异常，以及窦房结受体的受损。而发生这些异常的原因很多，其中可能包括心理压力、炎症等。

又如图1.7自主神经失衡在心肺疾病发生和发展中的作用和机制，压力或炎症激活感受器，分别经脊神经背根传入通道、脊髓传入和通过迷走神经传入；这些神经传入的异常，可能产生星状胶质细胞激励、神经肽和神经递质的重构、炎症和白细胞渗透、神经元氧化应激；进一步导致交感神经和副交感神经本身重构，递质传出异常，心肺功能障碍。这种自主神经系统失衡如果不得到及时纠正，通过反馈机制，会造成心肺疾病的持续发展。

自主神经失衡是疾病的根源和症状，研究其病理，确定相关的调控回路和神经干预靶点，是神经调节（neuro-modulation）的关键。生物医学研究需要不同规模的生物模型和计算模型、动物试验和临床疾病试验，以便找到神经调控回路中的异常和病变，研发新的生物指标、新的治疗靶点、新技术和设备。[1]用信息和系统科学的观点，建立自主神经心脏调控系统大模型，是自主神经系统调控领域数字化、规范化、智能化的必由之路，旨在创新自主神经评测指标、治疗靶点、研发相关评测和干预技术和设备，将该领域的研究成果真正付诸于应用，为人们的健康服务。

2.2　自主神经系统心脏调控的信号系统模型

上节讨论了自主神经神经心脏调控的解剖学生理学模型，从结构和功能上阐述了自主神经系统心脏调控神经回路，即：

• 由压力感受器、化学感受器、疼痛感受器、视觉感受器、听觉感受器等神经感受器采集心脏、血管和其他体内外信号，通过迷走神经传入通道和脊髓传入通道，上传到NTS。

• 孤束核接受到的神经传入，以及边缘系统的情绪信号，都汇集到下丘脑，经过下丘脑综合，形成投射到交感神经和副交感神经的控制信号。

• 交感神经和副交感神经元接受并处理控制信号，转换成投向窦房结的神经递质，通过节后神经纤维，传输到窦房结受体。

• 窦房结受体接受交感神经、副交感神经递质，调节起搏器细胞蛋白合成水平，进而调控心率。

由于整个神经调控回路中各个环节，神经感受器、下丘脑中枢神经、交感神经、副交感神经、窦房结神经等，都是神经元。它们都有作为输入端的树突、实施信息综合的细胞体、形成和传输动作电位的轴突。整个数据调控环路中神经元之间的信息传递，都是通过突触完成的。因此，我们首先讨论神经元模型的建立。

2.2.1　神经元的数学模型

诚然，神经元的动态特性是复杂且丰富的，大量的分子生物证据提供了神经元的构成和运行机制，神经元的计算模型的建立，是定量分析神经元性能和神经网络的基础。

如2.1节所述，神经元的运行表现在细胞膜离子流，在综合树突刺激产生的局部电位刺激下，产生动作电位；动作电位经过神经纤维，到达突触前端，激发神经递质的释放。神经元数学模型就是以微分方程的形式，定量描述动作电位生成、神经递质释放的动态过程。

本小节由复杂到简单，分别叙述几个神经元数学模型。它们的共同特点是，采用电路理论、信号处理和统计分析方法，在神经元生物模型的基础上，给出了神经元动态特性的数学模型。

从这些模型的建立，我们看到了数字建模的绝妙之处，也看到了信号与系统科学与生物医学融合的巨大优势。

复杂的模型和简单的模型，哪个更好？要看环境和应用。爱因斯坦云："Everything

should be made as simple as possible, but no simpler."(一切均应简单到不能更简单。)

1. 细胞内外的电位和离子浓度的平衡的定量描述

上一节叙述神经元生理时,讲述了动作电位和神经递质的产生过程。为了定量建模的准备,这里建立相应的数学描述。

神经元细胞被一层膜包裹着,这层膜把细胞内部和细胞外空间隔开。细胞内的离子浓度与外部周围液体中的离子浓度不同。浓度的差异产生电位,在神经元动力学中起重要作用。

根据热力学理论,分子处于能量E状态的概率与玻尔兹曼因子$p(E)\propto\exp[-E/(kT)]$成正比,其中k是玻尔兹曼常数,T是温度。对于静电场中带电荷q的正离子,在位置x处的能量为$E(x)=qu(x)$,其中$u(x)$是在位置x处的势。因此,在x附近区域找到离子的概率与$\exp[-qu(x)/(kT)]$成正比。由于离子的数量很大,我们可以把概率解释为离子密度。因此,对于正电荷$q>0$的离子,在电位u较低的区域离子密度较高。

用$n(x)$表示点x处的离子密度,点x_1和点x_2的密度关系是

$$\frac{n(x_1)}{n(x_2)}=\exp\left[-\frac{qu(x_1)-qu(x_2)}{kT}\right] \tag{2.1}$$

因此,电势差$\Delta u=u(x_1)-u(x_2)$产生了离子密度的差异。式(2.1)是一个关于平衡态的陈述,那么反过来也一定成立:离子密度的不同会产生电势的不同Δu。考虑两个浓度分别为n_1和n_2的离子区域,在平衡状态下,浓度差产生电压

$$\Delta u=\frac{kT}{q}\log\frac{n_2}{n_1} \tag{2.2}$$

这称为能斯特电位(Nernst potential)或静息电位。

细胞膜由一层薄薄的脂质双层组成,是一种近乎完美的电绝缘体。然而,嵌入细胞膜的是作为离子门的特定蛋白质。第一种栅极是离子泵,第二种是离子通道。离子泵主动地将离子从一侧输送到另一侧。因此,细胞内液体中的离子浓度与周围液体中的离子浓度不同。例如,在哺乳动物的神经元内钠离子浓度(约10 mM)低于细胞外液(约145 mM)。另一方面,内部钾离子浓度(约140 mM)高于周围(约5 mM)。

我们先来关注一下钠离子。在平衡状态下,浓度差导致的能势E_{Na}约为+67 mV。也就是说,在平衡状态下,细胞内部相对于周围有一个正电位。细胞内部和周围的液体通过离子通道接触,其中Na^+离子可以从膜的一侧传递到另一侧。如果电压差Δu小于能势E_{Na}的值,则会有更多的Na^+离子流入细胞,从而减小浓度差。如果电压差大于能势,离子就会流出细胞。因此,当电压Δu小于E_{Na}时,电流方向反转。因此,E_{Na}被称为逆转电位(reversal potential)。

2. Hodgkin-Huxley模型

经典的神经元数学模型是由Hodgkin和Huxley于1952年提出的,故称Hodgkin-Huxley模型。[6]在对乌贼巨大的轴突进行的系列实验中,他们成功地测量了这些细胞膜电流,并用微分方程描述了它们的动态。精彩绝伦的实验和开创性的数学理论,使他们获得了1963年诺贝尔生理学或医学奖。

图2.6是神经元细胞膜电位和离子流的等效电路图。半透性细胞膜将细胞内部与细胞外液体分离，并充当电容器。如果输入电流$I(t)$被注入到细胞中，会给电容器增加更多的电荷，或者通过细胞膜上的通道泄漏。图2.6展示了三个通道：非特异性通道具有泄漏阻抗R，钠离子通道具有阻抗R_{Na}，钾离子通道具有阻抗R_K。其中钠、钾离子通道阻抗值不是固定的，而是根据离子通道的打开或关闭状态而变化的。由于活跃的离子通过细胞膜运输，细胞内外的离子浓度差以及由离子浓度差产生的能势用电池表示。E_{Na}、E_K、E_L分别表示钠离子、钾离子和非特定的第三通道电池电压。

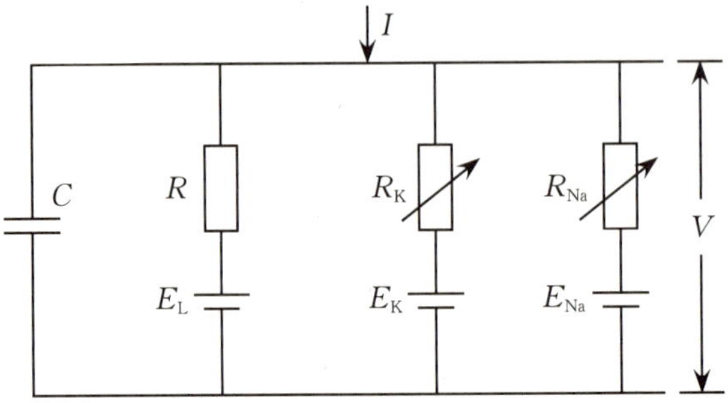

图2.6　神经元细胞膜电位和离子流的等效电路图

对图2.6的电路写出电流基本定律：

$$I(t)=I_C(t)+\sum_j I_j(t) \tag{2.3}$$

其中，$I_C(t)$是电容充电电流，可以进一步写成：

$$C\frac{\mathrm{d}V}{\mathrm{d}t}=-I(t)+\sum_j I_j(t) \tag{2.4}$$

式(2.4)中的离子流，Hodgkin-Huxley模型描述了三种类型的通道，用它们的电阻或电导表示。泄漏通道用与电压无关的电导$g_L=1/R$来描述，E_L是电池电压，根据欧姆定律，得漏电流$I_L=g_L(V-E_L)$。

同样可以得到钾离子通道和钠离子通道的相关电压、电导和电流。

Hodgkin和Huxley的贡献和突破在于，他们成功地测量了通道的有效电阻如何随时间和电压的变化而变化，还引入了额外的“门控”变量m、n和h，以建立该通道在给定时刻打开的概率模型。m和h的联合作用控制钠离子通道，而钾离子通道由n控制。例如，钠离子通道的有效电导模型为$1/g_{Na}=g_{Na}m^3h$，其中m表示通道的激活(打开)，h表示通道的失活(阻断)。钾离子的电导模型为$1/g_K=g_K n^4$，其中n表示通道的激活。

这样，Hodgkin和Huxley将式(2.4)右侧的三个离子电流表示为

$$\sum_j I_j=g_{Na}m^3h(V-E_{Na})+g_K n^4(V-E_K)+g_L(V-E_L) \tag{2.5}$$

其中，E_{Na}、E_K、E_L是逆转电位，取值分别为55 mV、−77 mV、−65 mV；三个离子通道的电导g_{Na}、g_K、g_L分别为40 mS/cm²、35 mS/cm²、0.3 mS/cm²。

电导变量m、h和n都与电压和时间有关，根据定义，它们的值在0～1范围。它们分别以

时间常数$\tau_m(V)$、$\tau_h(V)$、$\tau_n(V)$逼近渐近值$\bar{m}(V)$、$\bar{h}(V)$、$\bar{n}(V)$：

$$\tau_m(V)\frac{\mathrm{d}m}{\mathrm{d}t}=\bar{m}(V)-m,\quad \tau_h(V)\frac{\mathrm{d}h}{\mathrm{d}t}=\bar{h}(V)-h,\quad \tau_n(V)\frac{\mathrm{d}n}{\mathrm{d}t}=\bar{n}(V)-n \tag{2.6}$$

上述六个变量都由相当复杂的公式与大量实际数据拟合得到，这里不再赘述。

Hodgkin-Huxley模型告诉我们，神经元就是生物界典型的“单元电路”，它服从电路基本理论。在整个模型的建立和推导中，用到了电路最基本的欧姆定律、基尔霍夫定律，也用到了信号分析的概率和统计方法。

3. 神经元的动态模型-充放电模型[7]

在整个神经调控系统中，作为单元电路的神经元，其信息传输和处理功能，表现在从一个或多个树突接受输入，这些输入影响离子流，调制动作电位速率；动作电位序列传输到突触前端，触发神经递质释放；因此，神经元单元电路的“活性”(activity)表现为动作电位的发生速率，即单位时间间隔(分钟)内动作电位的个数，也表现为神经递质的浓度。由于动作电位发生速率与神经递质浓度之间，是神经元内部的生物信号转换，人们常把动作电位发生速率与神经递质密度都看作是神经元的输出幅度的体现，并以此建立神经元的输入-输出传递函数方程。

Hodgkin-Huxley模型给出了单元电路中动作电位生成的数字模型。下面，将在此基础上，描述神经元的动态特性，即响应时变输入刺激而以不同的速率生成动作电位。神经元响应时变输入的膜电位动力学是高度复杂的，且由于神经元输入存在波动和干扰，具有随机性。

这里叙述充放电模型(leaky integrate and fire model，LIF)，即由输入激发的离子电流充电产生膜电位动态变化，并由阈值电位控制激发和重置：

$$\tau_m\frac{\mathrm{d}V}{\mathrm{d}t}=-\left[V(t)-E_m\right]+\frac{I_{\mathrm{ext}}}{g_m}\quad(\text{当}V(t)<V_{\mathrm{threshold}}) \tag{2.7}$$

$$\text{若}V(t)\geqslant V_{\mathrm{threshold}},\quad \text{重置}V(t)=V_{\mathrm{reset}} \tag{2.8}$$

式(2.7)表示，膜电位低于阈值电位$V_{\mathrm{threshold}}$时，是充电期间，与充电相关的参数，除了充电电流I_{ext}外，还有神经元细胞时间常数τ_m、电导g_m、逆转电位E_m；当膜电位到达阈值电位时，发生放电现象，膜电位重置回V_{reset}，见式(2.8)。这就是说，每一次重置便生成一个动作电位。进而，我们有如下动作电位周期T公式：

$$T=\tau_m\log\left[1+\frac{V_{\mathrm{threshold}}-V_{\mathrm{reset}}}{\frac{I_{\mathrm{ext}}}{g_m}-\left(V_{\mathrm{threshold}}-E_m\right)}\right] \tag{2.9}$$

式中的参数τ_m、g_m、E_m，如前面Hodgkin-Huxley模型所定义，分别为神经元细胞的时间常数、离子通道电导和逆转电位，I_{ext}是注入细胞电流。

式(2.9)以动作电位生成周期作为神经元的输出度量，定量描述了神经元输入-输出动态特性。

4. 系统传递函数模型

我们从式(2.9)出发，进一步导出神经元的传递函数。

设神经元细胞有N个树突，它们的输入产生的电位分别表示为$u_j, j=1,\cdots,N$，则神经元细胞体综合生成的输入电位由下式给出：

$$u=\sum_{j=1}^{N} w_j u_j \tag{2.10}$$

将式(2.9)的神经元输入u-输出y动态特性方程，改写成传递函数形式：

$$y=f(ku+\theta) \tag{2.11}$$

对照式(2.9)和式(2.11)，式(2.11)中的k是由神经元本体性质决定的参数，用系统学的术语，即为神经元增益。它是式(2.9)中的神经元细胞的时间常数τ_m、离子通道电导g_m和逆转电位E_m的综合。这些参数决定了神经元细胞的充电速度，也就是动作电位生成的速率。式(2.11)中的θ也就是电位阈值。

式(2.11)中的函数f，在神经网络界通常取Sigmoid函数，也称为S形生长曲线，写成

$$y=\frac{1}{1+e^{ku+\theta}} \tag{2.12}$$

2.2.2 自主神经心脏调控系统模型

采用2.2.1节讨论的神经元的电路模型，图2.1中的自主神经系统心脏调控回路，可以表达成图2.7的电路和信号系统图。图中红色虚线将整个系统分成三个部分：① 感受器传入至孤束核、下丘脑在中枢调控目标下综合处理孤束核的神经传入，生成控制信号，下达至交感神经、副交感神经；② 交感神经和副交感神经接受并响应控制信号，生成动作电位序列，经节后神经纤维传输到与窦房结受体形成的突触前端，触发神经递质的释放，传出调控信号；③ 窦房结β受体和M受体分别接受交感神经和副交感神经传出，执行心率调控。

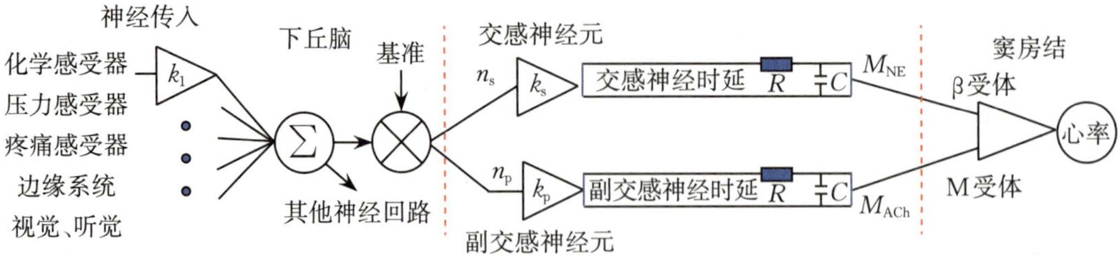

图2.7　自主神经心脏调控的信号系统模型

神经传入不仅进入如消化等其他各自主神经调控回路，也进入如记忆等中枢神经功能区。

图2.7以电路和信号系统图形和语言示出了上述三个部分的原理。图中以具有输入输出的单元电路符号表示神经元，包括感受器、交感神经和副交感神经、神经受体。交感神经和副交感调控的系统延迟，以集总的形式表示为神经节后纤维的RC电路。

这是一个典型的自动控制系统的开环电路图。建立自主神经心率调控信号系统模型的

重要任务，便是根据信号和系统方法[8]，分析图中各单元的信号传输和处理功能的数学表达式，以及它们在整个控制系统中的作用。

显然，整个系统的传递函数是由组成系统的各单元的传递函数的综合。使用传递函数分析方法和概念，可以提出分析和测量自主神经的激励状态和增益的方法，定义评测指标。

1. 下丘脑对神经传入的综合处理

感受器是神经元的一种，它的输入、输出的数学表达式如式(2.12)所示。

下丘脑是自主神经调控的中枢，其在心脏调控中的主要功能是：通过NTS、前脑、边缘系统，收集来自目标器官、体内外信号、情绪信号等诸多神经传入，实现各类信号的综合，以维持体内平衡，特别是目标器官的稳态为目标，生成下达给交感神经、副交感神经的控制信号。

下丘脑信号处理，可以由多信号融合和比较电路表达：

$$n_{sj}=\sum_{i} w_i u_i^j-\theta_{sj} \tag{2.13}$$

$$n_{pj}=\sum_{i} w_i u_i^j-\theta_{pj} \tag{2.14}$$

式中，n_{sj}和n_{pj}分别是时刻j下丘脑向交感神经和副交感神经投射的控制信号，u_i^j是j时刻第i个神经传入信号值，w_i是第i个神经传入信号的权重，或称感受器灵敏度；θ_{sj}、θ_{pj}是j时刻投向交感神经、副交感神经的基准信号。

静息状态下，神经传入信号可以包括：压力感受器感受的血压信号、呼吸信号、运动信号、炎症因子、心理压力等。所有神经传入信号在下丘脑根据其权重综合。

为了保持静息心率稳定在一定的动态范围内，将神经传入的综合输出与静息状态下的基准比较，以比较差值作为控制信号。

在静息状态下，运动信号、炎症因子、心理压力等是缓慢变化信号；血压和呼吸信号的变化频率在0.05～0.5 Hz范围。血压和呼吸信号传入，与基准比较差值，通过交感神经和副交感神经，反映在窦房结心率的变化之中。

2. 交感副交感神经元的传递函数

交感副交感神经接受下丘脑下达的控制信号，分别将其转换成动作电位序列、经神经纤维传输到它们的轴突末端，触发神经递质——NE和ACh的释放。这是将输入转换成输出的基础信号处理单元，使用式(2.12)的神经元的一般传递函数形式，写成：

$$G_{\mathrm{Sym}}(n_s)=\frac{1}{1+\mathrm{e}^{k_s n_s-S_s}} \tag{2.15}$$

$$G_{\mathrm{Par}}(n_p)=\frac{1}{1+\mathrm{e}^{-k_p n_p-S_p}} \tag{2.16}$$

式(2.15)和式(2.16)是交感神经和副交感神经的传递函数。其中G_{Sym}、G_{Par}分别是交感神经和副交感神经的输出，可以是神经递质浓度或动作电位的速率。输出与从下丘脑接受到的控制信号n_s、n_p之间的关系，以生物学中常见的Sigmoid函数表示。

Sigmoid函数是被广泛使用的神经元激励函数(传递函数)。如图2.8所示，Sigmoid函数是饱和性函数。图中，Sigmoid 函数的输入、输出都是归一化的，输出恒为正值。当函数输入的值趋于正无穷或负无穷时，增益 k 趋近零。

式(2.15)、式(2.16)中 k_s 和 k_p 为 Sigmoid 函数线性部分斜率，也即交感、副交感神经元增益；S_s 和 S_p 为函数偏置，用于调整神经元激励水平；n_s 和 n_p 分别是下丘脑送到交感、副交感神经元的控制输入。式(2.16)中的副交感神经输入是 $-n_p$，因此，交感神经和副交感神经的响应函数是关于 $y=0$ 轴对称的，如图 2.8(a)、(b)所示。

交感和副交感神经元的响应函数反映了它们产生调控递质的能力。下面，我们以图 2.8 中的交感神经元的激励和响应函数，说明激励(activate)和增益(gain)两个描述交感和副交感神经元工作状态和调控能力的概念的意义和差别。

图 2.8(c)展示了两种不同的激励状态，即以蓝点表示的欠激励状态和以红点表示的充分激励状态。显然，在欠激励状态下，其输出递质浓度低；充分激励状态下，输出递质浓度高，调控效果显著。同时，我们也看到，图(c)中两种激励状态，并非函数增益 k 不同，而是输入激励信号的强弱所致。典型的例子是，当我们运动或激动时，心率升高。这并非，也不可能是当时交感神经性质发生改变，而是运动和激动所引起的神经传入幅度高所致。

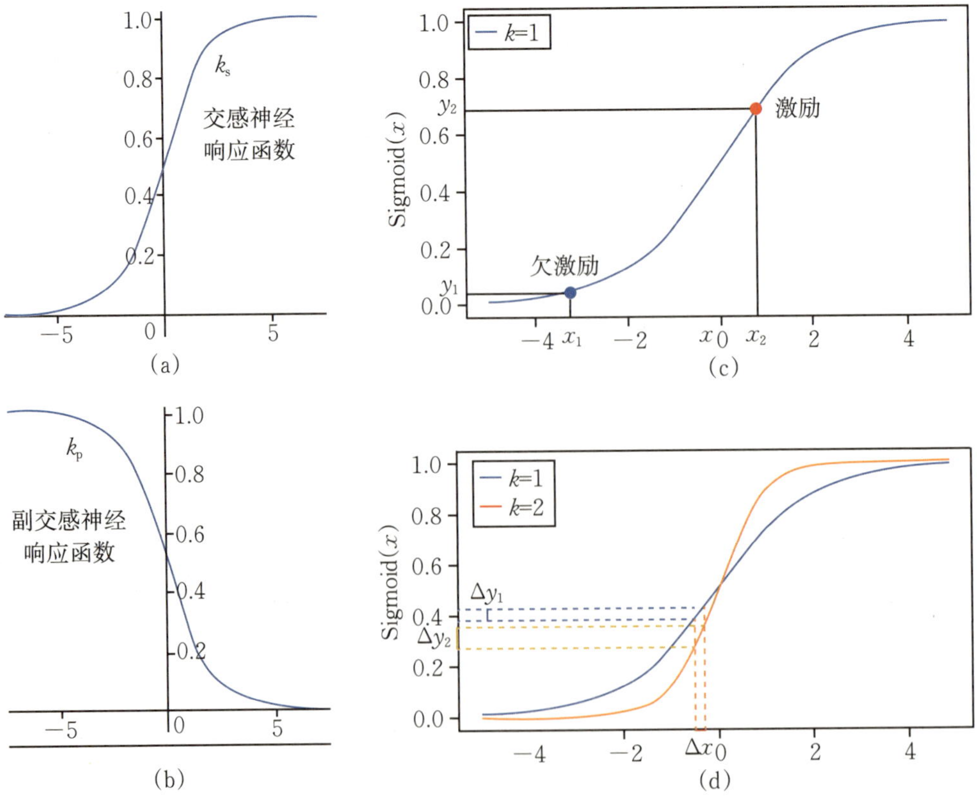

图 2.8　神经元激励——Sigmoid 函数

(a) 交感神经响应函数；(b) 副交感神经响应函数；(c) 激励水平与输入激励源，激励和欠激励；(d) 增益 k 是响应函数的主要性质，对同一输入变化量，增益大的输出大。

图2.8(d)是两个增益分别为$k=1$(蓝色)和$k=2$(红色)的两个激励函数。对于相同的输入变化Δx,这两个激励函数的输出Δy_1(蓝色)是Δy_2(红色)的1/2。可以得出结论:对于同样的神经传入,这两种神经响应函数所产生的调控效果也会不同。增益高的产生高的调控效果,我们称增益高的神经元具有较强的调控能力。

可见,激励水平是交感神经或副交感神经的状态。激励水平高会产生显著调控效果。但究其原因,激励水平很大程度取决于输入调控信号强度。这就是说,如果心率过高,我们首先要做的是确定是否存在过激神经传入源,如压力、炎症等。

交感神经、副交感神经传递函数中的增益k是神经元本身的功能。在同样输入调控信号强度下,增益高的会输出较高的递质浓度,产生较高的调控效果。神经元增益有时候也称"灵敏度",例如,习惯称压力感受器神经元的增益为灵敏度。

对于整个自主神经调控系统的传递函数,组成调控系统的各个神经元,如感受器、交感、副交感和受体神经元的增益或灵敏度,综合影响系统传递函数的增益和频率响应,当然也会影响系统的响应速度和稳定性。

系统增益高,对体内外变化的反应速度快。直观地说,交感、副交感神经元增益都高,且系统传递函数稳定性好,对于突发病毒入侵,能够较快地抵御。但是,神经元增益低者,特别是对自主神经病变者,交感、副交感神经的增益很低,抵御反应可能会慢,甚至抵御不了。如果交感神经增益高,副交感神经增益低,就会出现免疫系统炎症因子急剧增加、神经免疫系统紊乱、严重感染的状况。

3. 交感神经、副交感神经信号的传输和调控系统的时间延时

节前神经纤维往往是有髓的,神经信号传输速度可达15 m/s。节后神经纤维往往是无髓的,神经信号传输速度较低,最高在2 m/s左右。

交感神经节后纤维和副交感神经节后纤维的形态和长度存在差异,副交感神经节后神经纤维很短,其节后传输时间很短。交感神经节后纤维较长,从脊椎到心脏,有十多厘米,导致交感神经冲动传导存在延迟。

同时,感受、中枢、交感、副交感、受体等神经元的动作,都存在时间延时。我们把这些时延都在此集中表示为RC电路的时延,相对于图2.7中的信号系统模型中,交感神经节后神经纤维带有时间延迟的低通滤波电路,其中电容C_s和电阻R_s建模交感神经神经调控回路的低通滤波特性,电容C_p和电阻R_p建模副交感神经调控回路的低通滤波特性。此时,交感、副交感神经信号传输过程模型如下式:

$$\frac{\mathrm{d}M_{\mathrm{NE}}}{\mathrm{d}t}=\frac{G_{\mathrm{sym}}-M_{\mathrm{NE}}}{C_s \cdot R_s} \tag{2.17}$$

$$\frac{\mathrm{d}M_{\mathrm{ACh}}}{\mathrm{d}t}=\frac{G_{\mathrm{par}}-M_{\mathrm{ACh}}}{C_p \cdot R_p} \tag{2.18}$$

其中,G_{sym}和G_{par}分别为交感神经元和副交感神经元的输出,到达窦房结受体的交感神经传出递质浓度M_{NE}和副交感神经传出递质浓度M_{ACh}为RC电路的输出,$\tau_{\mathrm{sym}}=C_s \cdot R_s$为交感神经调控传导响应时间常数,$\tau_{\mathrm{par}}=C_p \cdot R_p$为副交感神经调控传导响应时间常数。

4. 交感神经和副交感神经对窦房结的心率调节

窦房结是复杂的神经元细胞，其动作电位节律就是心率。窦房结的生物学机理见2.1.3小节。

如图2.5所示，窦房结细胞内有钙离子(Ca^{2+})处理机制，即“钙离子时钟”，并与细胞“膜时钟”离子通道的相互作用。窦房结细胞内肌浆网的自发“点火”，使得窦房结自身具有在完全无外部激励的情况下自动振荡而产生心跳的功能，此时的心率称“本征心率”。

交感神经和副交感神经对窦房结的调控，通过窦房结“膜时钟”细胞膜上的β受体和M受体完成。

窦房结膜时钟分别相应β受体和M受体的输入：

$$HR_{\text{sym}} = k_{\text{rs}} M_{\text{NE}} \tag{2.19}$$

$$HR_{\text{par}} = - k_{\text{rp}} M_{\text{ACh}} \tag{2.20}$$

其中，HR_{sym}为交感神经活动变化导致的心率变化量；HR_{par}为副交感神经活动变化导致的心率变化量；k_{rs}、k_{rp}分别为β受体和M受体的增益。

为简单起见，窦房结采用线性传递函数，心率输出为交感神经和副交感神经心率调节与本征心率的线性组合：

$$HR_{\text{ins}} = HR_{\text{intrinsic}} \cdot (1 - HR_{\text{par}} + HR_{\text{sym}}) \tag{2.21}$$

其中，$HR_{\text{intrinsic}}$为本征心率。研究表明，本征心率随年龄变化而变化，其线性回归拟合公式为：$HR_{\text{intrinsic}} = 118.2 - 0.57 \times \text{age}(\text{bpm})$。

2.3 自主神经心脏调控系统求解方法——贝叶斯网络动态系统模型

传统的信号与系统、自动控制理论，处理的是线性、静态(或称时不变)系统。随着科学的发展，需要处理的对象也越来越复杂，例如：天气预报中的不断变化的大气物理现象的处理和分析，世界金融领域的复杂且千变万化的信息的建模和分析，以及我们这里所处理的人体生物医学信息的建模和求解。这些研究对象的共同特点是：复杂性、不确定性、时变性、非线性。

因此，处理复杂动态系统的概率图模型(probabilistic graphical model)理论和方法应运而生。[9]它综合数学领域最成熟的方法，即用概率和统计方法处理不确定性，用图论厘清和表达复杂的关系，用最优化方法找到问题的解答。

这里，我们简述概率图模型中相对简单的“动态贝叶斯网络”的基本概念，以及使用它构建自主神经心脏调控的动态系统求解方法。

2.3.1　贝叶斯网络的基本概念

贝叶斯网络定义在有向图$G=(V,E)$之上。其中，$V=\{v_1,v_2,\cdots,v_N\}$是节点集合，$E=\{(v_i,v_j),i\neq j\}$是从节点i指向节点j的有向边。此时，称节点i为节点j的父节点。

贝叶斯网络G是有向无环图(DAG)，其中有向边不形成环路。

在贝叶斯网络中，节点表示变量，有向边定义变量之间的关系。这种关系可以解释为"影响""因素""限制""依赖"。

如图2.9(a)中的贝叶斯网络示例，节点"吸烟""肺癌""气管炎""疼痛"之间的有向边，表示的关系是：吸烟是产生肺癌和气管炎的因素，疼痛的原因可能是肺癌或气管炎。

贝叶斯网络中节点所表示的变量之间，根据有向边的连接，存在如图2.9所示的关系：(b)顺连，间接因果；(c)分连，共同原因；(d)汇连，共同作用。对于这三种连接，x_i,x_j之间的独立性有以下的关系：

- 顺连：观察到x_k时，x_i,x_j条件独立；
- 分连：观察到x_k时，x_i,x_j条件独立；
- 汇连：当未观察到x_k及其后代节点时，x_i,x_j条件独立。

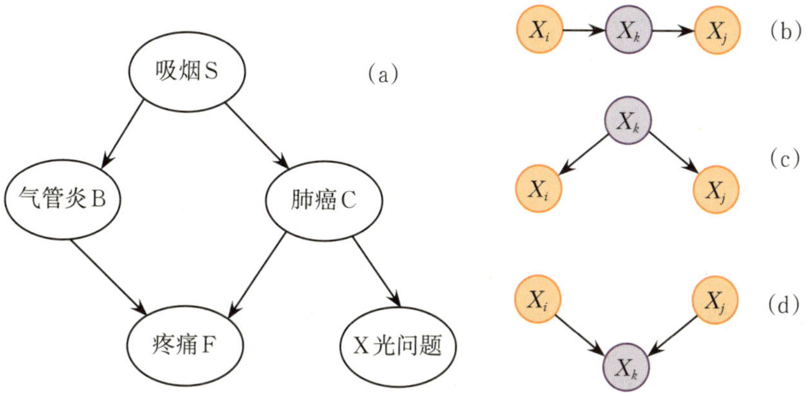

图2.9　贝叶斯网络

(a) 贝叶斯网络示例；(b) 顺连；(c) 分连；(d) 汇连

贝叶斯网络的联合概率可以分解为各节点与其父节点条件概论的积。对于图2.9(a)所给定的贝叶斯网络，我们有：

$$p(s,b,c,f,x)=p(s)p(b|s)p(c|s)p(f|b,c)p(x|c) \tag{2.22}$$

2.3.2　自主神经心脏调控的动态贝叶斯网络模型

根据图2.7的自主神经心脏调控信号系统模型，将下丘脑、交感神经、副交感神经、窦房结4个节点在时刻j所处理变量分别写成u_j,x_j,x'_j,y_j，它们之间的关系为：由下丘脑综合神经传入而形成的控制输入u_j影响交感神经和副交感神经状态，x_j, x'_j，窦房结心率y_j依赖交感和副交感神经状态，x_j, x'_j。其贝叶斯网络有向图如图2.10中j时刻的连接。

自主神经心脏调控是动态的，神经传入、交感神经和副交感神经的状态、窦房结心率，都是随时间而变化的。表示成图2.10所示的动态贝叶斯网络。图2.10所示的动态贝叶斯网络也用有向连接，表达交感和副交感神经状态的一阶马尔可夫性质：交感神经和副交感神经j时刻的状态，受各自上一时刻$j-1$状态的影响。

根据图2.9所示的顺连、分连、汇连的独立性，由图2.10所见，交感神经和副交感神经j时刻的状态，受上一时刻$j-1$状态和当前时刻j的神经传入的影响。j时刻心率y_j取决于当前时刻j的交感神经和副交感神经状态。由于当前时刻j的交感神经和副交感神经状态，(x_j, x'_j)已知，y_j独立于神经传入u_j，也独立于前一时刻的交感神经和副交感神经状态，(x_{j-1}, x'_{j-1})。因此有下述动态方程和测量方程。

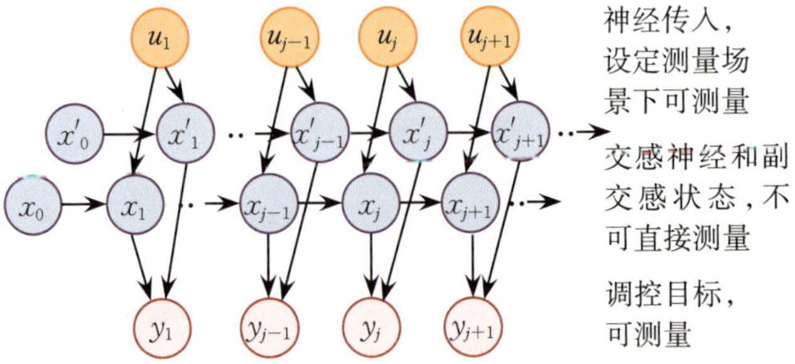

图2.10　自主神经心脏调控的动态贝叶斯网络模型

动态贝叶斯网络的两步循环求解方法：

(1) 以前一时刻$j-1$的交感神经和副交感神经状态预测当前时刻j的状态：

$$p(x_j|y_{1:j-1}, u_j)=\int p(x_j|x_{j-1}, u_j)\,p(x_{j-1}|y_{1:j-1})\,\mathrm{d}x_{j-1} \tag{2.23}$$

(2) 根据测量值，基于贝叶斯定理，以似然率更新预测：

$$p(x_j|y_{1:j}, u_j)=\frac{p(y_j|x_j)\,p(x_j|y_{1:j-1}, u_j)}{p(y_j|y_{1:j-1})} \tag{2.24}$$

将式(2.23)、式(2.24)改写成下面离散形式的动态方程和测量方程：

$$x_{j+1}=ax_j+b(u_j)+w_j \tag{2.25}$$

$$x'_{j+1}=a'x'_j+b'(u_j)+w'_j \tag{2.26}$$

$$y_j=h(x_j)+h'(x'_j)+v_j \tag{2.27}$$

把交感神经和副交感神经的状态矢量合并成一个自主神经状态矢量：

$$\boldsymbol{x}\leftarrow[x, x']^{\mathrm{T}}$$

式(2.25)～式(2.27)改写为方程：

$$\boldsymbol{x}_{j+1}=\boldsymbol{a}\boldsymbol{x}_j+\boldsymbol{b}\boldsymbol{u}_j+\boldsymbol{w}_j \tag{2.28}$$

$$\boldsymbol{y}_j=\boldsymbol{h}\boldsymbol{x}_j+\boldsymbol{v}_j \tag{2.29}$$

其中，$\boldsymbol{a}$为自主神经状态的时间相关矩阵；$\boldsymbol{b}$、$\boldsymbol{h}$分别是自主神经传输矩阵和受体传输矩阵；

$\boldsymbol{w}_j$和$\boldsymbol{v}_j$是独立不相关零均值白噪声，其方差分别为Q_j和R_j。

式(2.28)和式(2.29)是贝叶斯网络动态系统中自主神经状态的预测方程和测量方程。它表明，交感神经和副交感神经当前状态是前一时刻状态的预测，加上神经传入所产生的输出增量，以及预测误差。

其中，$\boldsymbol{b}$代表神经传入$\boldsymbol{u}_j$到达孤束核，经过下丘脑综合，再经过交感神经元和副交感神经元响应函数，形成自主神经激励增量的全过程的传递函数。它是下丘脑传递函数(2.13)、(2.14)与交感神经和副交感神经传递函数(2.15)、(2.16)的综合。式(2.29)中的神经传入在特定测量场景下可以测量的。例如：运动试验中的运动强度，呼吸试验中的呼吸信号。其他未知神经传入，如压力、炎症因子等，因为比较小，且在试验过程中不变，或变化很小，可以归结到预测因子和随机噪声项中。这样，需要求解的参数为交感神经和副交感神经响应S形曲线的斜率，分别为：k_{sym}、k_{par}。

式(2.29)是测量方程，对应于式(2.24)的贝叶斯定理中的似然率更新：给定交感神经和副交感神经状态x_j的条件下，对于心率测量值y_j，计算似然概率；并由心率的测量序列，根据最大似然率求解方法，求解交感神经和副交感神经参数的最优解。

式(2.29)中，$\boldsymbol{h}$综合了给定交感神经和副交感神经激励状态矢量x_j，求解心率时所涉及的公式，包括式(2.17)和式(2.18)，交感神经和副交感神经节后神经纤维的传输延迟；式(2.19)和式(2.20)，窦房结β受体和M受体的响应函数，以及综合本征心率的交感神经和副交感神经调控的心率计算公式(2.21)。

当然，动态系统中的不确定性，也在式(2.29)中表示为零均值和方差为R的噪声项v_j。

这样，式(2.29)中要求的参数包括β受体和M受体的增益k_{rs}、k_{rp}，交感神经节后神经纤维的时间延迟τ_{sym}，以及副交感神经调控的时间延迟τ_{par}。

2.3.3 最大期望求解算法

上述方程得求解使用的是最大期望算法(expectation maximization，EM)。[10]在自主神经心脏调控动态系统中，待求的数据集为自主神经状态矢量集合$X=\{x_1,x_2,\cdots,x_N\}$，观测数据集由$Y=\{y_1,y_2,\cdots,y_N\}$和$U=\{u_1,u_2,\cdots,u_N\}$组成。假设初始状态x_0服从高斯分布，均值m未知，协方差矩阵P正定。则待估计的未知参数集为：$\phi=\{k_{\mathrm{sym}}$、k_{par}，k_{rs}、k_{rp}，$\tau_{\mathrm{sym}},\tau_{\mathrm{par}},G,Q,R,m,P\}$。其中，前6个参数是我们要求的自主神经调控系统参数，其他参数是求解过程中的动态系统随机参数。

让我们首先定义似然率：

$$\log p(Y,U,X|\phi)=\log\{p(Y|X,U,\phi)p(X|U,\phi)p(U|\phi)\} \tag{2.30}$$

式(2.30)中的似然率$p(Y,U,X|\phi)$的意义在于，对于给定的参数集合ϕ的条件下，已知的一组传入和输出测量集合U和Y，和一预测的状态矢量X组合出现的概率。显然，似然率最大者即为所求。

最大期望算法就是采取循环迭代，从选择的参数集初始值ϕ^0开始，使用传入数据集和测量心率数据集，计算动态系统中自主神经状态序列的估值和误差的方差矩阵，以及获得ϕ的估计值，使得式(2.30)定义的似然率最大。以s表示迭代次数，算法包括以下几步：

① 设定交感副交感初始状态x_0, x'_0，选择初始值ϕ^0。

② 获取传入和输出心率序列$U=\{u_1, u_2, \cdots, u_N\}$，$Y=\{y_1, y_2, \cdots, y_N\}$。

③ 使用第s次循环迭代中的系统参数ϕ^s，传入数据集序列和输出心率序列，对于式(2.28)和式(2.29)定义的动态系统，使用卡尔曼滤波估值，通过最小化均方误差

$$\varphi_{j|N}=E\left[\left(x_j-\hat{x}_{j|N}\right)\left(x_j-\hat{x}_{j|N}\right)^{\mathrm{T}}\middle| y_1, y_2, \cdots, y_N\right] \tag{2.31}$$

估值自主神经激励状态：

$$\hat{x}_{j|N}=E(x_j|y_1, y_2, \cdots, y_N) \tag{2.32}$$

④ 使用$\hat{x}_{j|N}$、$\varphi_{j|N}$和传入和输出心率序列U、Y，更新系统参数集，得到ϕ^{s+1}。例如，根据测量方程(2.29)，求取受体传输矩阵h和方差R：

$$h^{s+1}=\frac{\sum_{j=1}^{N} y_j\,\hat{x}_{j|N}{}^{\mathrm{T}}}{\sum_{j=1}^{N}\left[\hat{x}_{j|N}\hat{x}_{j|N}{}^{\mathrm{T}}+\varphi_{j|N}\right]} \tag{2.33}$$

$$R^{s+1}=\frac{1}{N}\sum_{j=1}^{N} y_j^2-\frac{1}{N}\sum_{j=1}^{N} y_j\,\hat{x}_{j|N}{}^{\mathrm{T}}\left[\sum_{j=1}^{N}\left[\hat{x}_{j|N}\hat{x}_{j|N}{}^{\mathrm{T}}\right]\right]^{-1}\sum_{j=1}^{N} y_j\hat{x}_{j|N} \tag{2.34}$$

同样，可以求得第$s+1$次迭代的自主神经传输矩阵b和噪声方差Q。详见参考文献[10]。

⑤ 计算$\delta=\sqrt{\left\|\phi^{s+1}-\phi^s\right\|^2}$，如果$\delta\leqslant\theta$，迭代停止，输出$\phi^{s+1}$；否则，回到步骤③，开始下一个迭代。其中，$\theta$是预先设定的足够小的数值。

在运算终止，输出系统参数的同时，我们也获得了由式(2.32)求的自主神经激励序列估值。

2.4 现有自主神经评测方法

在本章的前两节阐述了我们提出的自主神经系统心脏调控大模型包括三个部分：自主神经系统心脏调控的解剖学生理、病理学模型，信号系统模型，动态系统概率图模型。该模型以自主神经心脏调控回路为例，给出了整个神经回路的数学表达式，定义了交感神经和副交感神经的传递函数和性能参数，最后讨论了交感神经和副交感神经动态特征，包括激励状态、增益、时间延迟的测量和求解方法。

有了自主神经心脏调控模型，就有了讨论和评价现有自主神经测量方法的基础。

自主神经评测的对象是神经元或自主神经调控回路。神经元和神经调控回路可以分别用如式(2.11)和式(2.28)、(2.29)的信号与系统方程来描述，也可以写成一般的传递函数形式，表示成图2.11中的方框图。简单如单个神经元，复杂如神经调控回路，都可以表达为输

入u经由系统传递函数H，得到输出y，这样一个一般的信号与系统表达形式。

对于我们所讨论的自主神经系统，传入信号是时间的变量$u(t)$，输出$y(t)$也是时间的变量；传递函数H在短时间内的变化比较小，在一定的情况下，可以视为时间不变。例如，对于公式(2.11)描述的单个神经元，系统传递函数H是神经元膜单元电路的性质（神经元细胞的时间常数、离子通道电导和逆转电位）所确定的。而神经元往往短时间内不会发生变化，除非因特殊情况，如手术、损伤、病变。

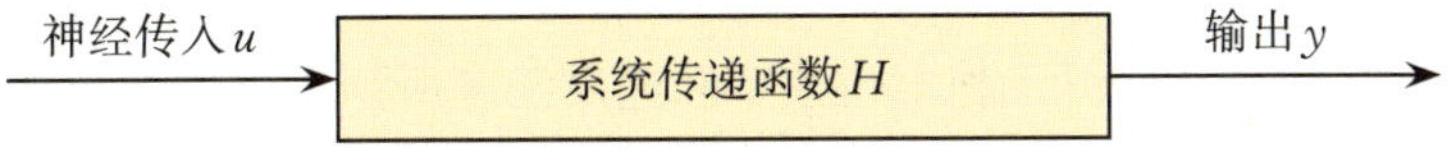

图2.11 自主神经调控系统方框图

同样，2.7图中复杂心脏自主神经调控信号系统模型也一般化为三个部分：神经传入u，系统传递函数H，心率输出y。以矢量表示神经传入u和输出y，有

$$y = H \times u \tag{2.35}$$

对于心率调控回路有：心率y是神经传入u与自主神经调控系统传递函数H的卷积。神经传入u和心率y都是时变的，系统传递函数H在一定的条件下可以视为时不变的。但是，H的频率响应性质会对心率y产生影响。我们可以用大家熟悉的音响系统来类比。使用音响系统播放音乐的时候，听到的是音乐；音响系统的H影响音量和音质，也就是音响系统的放大倍数、频率响应、保真度等。下面我们来讨论现有的两类自主神经的测量方法。

2.4.1 现有自主神经评测方法1——有创法[11]

有创法即有创测量交感神经释放的递质，如去甲肾上腺素浓度、血管紧张素等来评估交感神经的活性。具体方法举例如下：

微电极神经描记法(microneurography)：这是一种轻微有创测量方法。使用微米级钨电极，经皮肤直接插入浅表神经（通常是腓神经或桡神经），记录神经节后交感神经动作电位脉冲信号，达到测量神经节后的交感神经活性的目的。微电极神经描记法直接测量中心交感神经流向骨肌和皮肤的神经信号，测量连续，很好地反映了神经活动情况。但是，由中枢经椎体的交感神经活动信号流向心脏、肾脏等多个脏器，流向骨肌和皮肤的神经信号与调控其他脏器的神经，结构上不是同一个神经节，自下丘脑下达的控制信号也不一定一样。微电极神经描记法是有创的，需要准确插入骨肌神经，目前国际上能准确操作者为数不多，大大限制了它的应用和推广。

去甲肾上腺素溢出的同位素放射示踪测量(the norepinephrine isotope dilution)：对交感神经递质去甲肾上腺素进行同位素放射示踪测量，可以测量交感神经分泌递质去甲肾上腺素的总量，以及通过血液流向心脏、肾脏等重要脏器的数量。去甲肾上腺素溢出的同位素放射示踪测量方法虽然在测量交感神经递质释放总量和去向有独特的优势，但是不具备连续监测能力；它需要注射放射性同位素，还需要将导管插入肾脏血管和冠状窦，大大限制了它的应用和推广。

同时，如本章2.1节所述神经元的生理学原理，交感神经递质只出现在两个神经元之间，突触前端和突触间隙，从间隙溢出的概率很小。这导致了测量的困难和可操作性问题。临床发现，副交感神经递质浓度的测量更加困难。

去甲肾上腺素(NE)、血管紧张素、儿茶酚胺浓度等指标，都是交感神经的激励水平的直接度量。在一定的测量情景下，这些测量值反映了不同被测者的交感神经的活动(activity)，或称激励水平，即公式(2.35)中的输出y。这是传入u在神经元传递函数H作用下的结果。在临床上具有一定的诊断意义。

需要指出的是，跟据神经元动作电位速率和递质浓度所测量出的神经激励水平，反映了被测者被测时的神经传入情况和神经元状态。显然，测量值正常与否，需要视具体情况而定。

在缺乏神经传入数据的情况下，这些测量值尚不能作为交感神经的功能和增益指标。交感神经激励水平、交感神经增益，是两个不同的概念：后者是功能，前者是状态。一个人以4 km/h的速度行走，这个速度是他的状态，并不是他的运动能力。他的行走能力有可能达到6～7 km/h，也有可能4 km/h是他的极限能力。

2.4.2 现有自主神经评测方法2——心率变异[12]

心率变异性被定义为心电信号中的RR间期的变化，目前广泛采用动态心电记录仪(Holter)来采集心电数据，从心电信号的RR间期序列计算出短期(5 min)和长期(24 h)的心率变异性时域和频域度量。HRV的时域和频域度量主要有以下几种：

SDNN：RR间期的标准差。度量心率变化的幅度。通常认为，SDNN大，表示自主神经心率调控有力。

RMSSD：RR间期序列差分的标准差。序列差分处理后就是高频响应，通常认为与副交感神经的活性相关。

HF：RR间期序列功率谱的高频(0.15～0.4 Hz)分量。通常认为与副交感神经的活性相关。

LF：RR间期序列功率谱的低频(0.04～0.15 Hz)分量。通常认为与交感神经相关，或是交感神经和副交感神经共同作用的结果。

心率变异性(HRV)是临床上使用广泛，但又争议最多的无创测量方法。为了讲清楚HRV与交感神经和副交感神经的关系，还需要回到公式(2.35)：除非手术、损伤、病变等情况，自主神经系统的传递函数H，在HRV测量期间，5分钟短期内，可以视为不变；24小时内有较为固定的昼夜变化规律。不同人的神经系统传递函数H不同，心率y的平均值受H影响而不同。

因此可以认为，HRV指标所度量的心率y的时变性质主要由复杂的神经传入u的时变性质所决定，神经回路传递函数H的频率特性影响是相对固定的。现举几例说明：

在考试中遇到从未见过的高分难题，心慌不止，HRV发生显著变化。这突如其来的神经传入，尚不至于产生神经重构。此时，HRV指标反应的主要是神经传入，而非自主神经功能。

麻醉、服用止痛药，导致神经回路传递函数发生变化，HRV指标的变化是由神经引起的。

关于神经系统传递函数H的频率响应，普遍认为，交感神经节后神经纤维较长，信号响应速度较慢，其影响应该出现在0.15 Hz以下的低频部分。相反，副交感神经节后神经纤维短，响应速度较快，其影响出现在0.15 Hz以上的高频部分。

HRV在临床上有一定的诊断价值。其中主要原因在于，神经传入包含了人体机体、器官、内分泌、免疫等状态信息。这些都是人体健康和疾病评估所需要的。

国际共识是，HRV不能直接作为交感神经、副交感神经功能的度量。由于神经传入的复杂性、时变性、不确定性，到目前为止，还没有国际公认的HRV指标的标准值。

2.4.3　现有自主神经评测方法3——自主神经反应试验

这类方法的原理类似于求取系统传递函数的冲击响应法，即设定标准测量场景，获得强度远高于常规体内外神经传入因素的、典型神经传入信号：脉冲、阶跃、余弦等，同时测量心率和血压等心血管响应。根据式(2.35)，由于同时获得神经传入u和心率、血压y，由此可以推算出自主神经调控的某种参数。我们还用音响设备性能指标的测定来类比：使用标准音频信号发生器，产生不同频率、等幅信号作为输入，测量输出信号的幅度和质量。

下面介绍一个自主神经评测方法：心血管自主神经反射试验(CARTs)。

CARTs是1996年由美国神经学会早年提出的测量自主神经缺失的系列试验。[13]整个试验包括：

① 静息、每分钟6次节律呼吸场景下，测量一个呼吸周期内的最大和最小心率差，大于15 bpm为正常，小于10 bpm为异常。这里，每分钟6次节律呼吸场景下，作为神经传入的呼吸信号是简单的余弦信号，由呼吸信号传入形成的心脏自主神经反应，也即心率变化，也应该是余弦信号。一个呼吸周期内的心率变化幅度代表了呼吸窦性心律不齐(RSA)的大小。

(2) Valsalva动作下的RR间期，最大与最小比应该大于1.2。Valsalva动作也产生类似冲击信号的呼吸信号。

(3) 卧立试验。人体直立时，由于重力作用，有300～800 mL血液蓄积于下肢，引起中心静脉压、每搏输出量及动脉血压下降，形成类似冲击的血压信号，经压力感受器传入孤束核。自主神经调控反射性引起交感神经张力升高，表现为心率增快。

- 测量卧立后第15和30次心跳的RR间期，这两次心跳RR间期之比应大于1.03。
- 在卧立后2 min内测量血压，与试验前血压值相比，收缩压下降值的正常值小于10 mmHg，边界值10～29 mmHg，大于30 mmHg为异常。

多伦多国际糖尿病神经病变共识组2011年撰写的糖尿病心血管自主神经病变(CAN)的共识文件中说，CARTs虽然是自主神经的非直接度量，但仍然被认为是评测CAN的自主神经试验的金标准。[14]

显然，CARTs很好地定义了测量场景，并由此定义了神经传入和产生的心血管参数的变化范围，是一种较为科学的测量方法。然而，CARTs的测量是定性的，缺乏严格的定量测量手段和计算自主神经指标的数学模型。因此，只能属于临床量表类的评测方法。

2.5 基于自主神经调控模型的数字评测和干预策略

本章讨论的自主神经调控系统大模型，包括解剖学、生理病理学模型；信号和系统模型以及由图2.8和方程(2.28)、(2.29)定义的动态贝叶斯网络模型，系统地给出了自主神经调控的生物医学基础，以及相应的数学模型、测量和计算方法。

自主神经系统的生物医学模型告诉我们，中枢和外周神经对人体的调控，其本质是通过神经元电信号的传输和交换而完成的。使用电路基本原理形成的神经元动作电位的Hodgkin-Huxley模型，这一诺贝尔奖成果，为我们树立了榜样。因此，本章由此形成的信号和系统模型以及动态系统计算模型，为自主神经调控系统的指标的定义、测量和计算，提供了理论和技术。

为了叙述方便，我们把方程(2.28)和(2.29)抄录如下：

$$x_{j+1} = \boldsymbol{a}x_j + \boldsymbol{b}u_j + w_j$$
$$y_j = \boldsymbol{h}x_j + v_j$$

系统动态方程(2.28)定义了自主神经调控回路中交感神经和副交感神经状态前后的相关性的同时，也明确了神经传入对交感神经和副交感神经状态的调控。测量方程(2.29)则定义了交感神经和副交感神经的状态对目标器官输出参数的调控。

求解系统方程(2.28)、(2.29)的必要条件，是同时测量获得神经传入U和由该神经传入产生的目标器官输出参数Y序列。求解系统方程所得到的是交感神经和副交感神经的状态矢量X和相应的增益及时间延迟参数。

2.5.1 基于自主神经系统模型的数字评估和测量[17]

由此，我们提出在系统水平的无创交感神经和副交感神经评估测量的基本方法：由于自主神经的传入种类繁多，无法精确测量，在评测试验中，必须设定测量场景，突出传入信号，使之显著有别于人体现有神经传入，并具有精准测量设定传入信号的方法；同时，精准测量目标器官的输出参数，并有充分的理由认为，该输出是由设定的神经传入产生的。

在这一原则下，我们设计了三种测量场景和相应的测量技术、测量指标以及临床应用。

1. 分级运动场景

采用“3分钟静息—6分钟运动—3分钟静息”的模式，运动开始时产生由静息到运动的运动强度正向阶跃，运动停止时则产生运动强度的负向阶跃。

运动强度阶跃幅度很大，其他体内外神经传入可以忽略不计，产生相应的心率变化完全是运动阶跃的结果。

大量生物医学和临床研究数据表明：运动起始时运动强度迅速增加，引起交感神经激励，副交感神经退去；由于运动心率往往高出本征心率，且心率的增加与运动强度成正比，可以认为,交感神经起主要作用。同样,运动停止时,副交感神经的抑制起主要作用。

在此测量场景下,同时测量运动强度和心率,就可以求解自主神经心脏调控动态方程,得到交感神经增益、副交感神经抑制以及它们的时间延迟。该测量方法将在第3章详细叙述。

2. 节律呼吸试验场景

节律呼吸试验场景采用“自由呼吸每分钟12次、每分钟9次、每分钟6次”的模式,共4个阶段,每个阶段各5 min或3 min。与自由呼吸不同,节律呼吸产生的呼吸信号类似余弦波,一般情况下,应该也会产生与呼吸信号类似的心率波动。

呼吸是人们可以自主调节心率的唯一途径。呼吸窦性心律不齐(respiration sinus arrythmia, RSA)是人体非常重要的生理现象。节律呼吸试验产生不同频率的RSA现象。我们把它称为心肺谐振,并定义了心肺谐振系列指标,给出了测量和求解方法。

生物医学界对RSA的研究由来已久,对于RSA与迷走神经、心理健康、行为控制等都有大量的生理学和临床研究。我们将从“心肺谐振”出发,以大家熟知的“共振”原理来阐述其在神经系统调控和神经干预上的应用。该测量和干预方法将在第4章中详细叙述。

3. 倾斜/卧立试验场景

倾斜或卧立动作都会产生血压的急剧变化。该血压变化经压力感受器传入孤束核,然后引起交感神经和副交感神经反应,造成心率的变化,如图2.12所示。

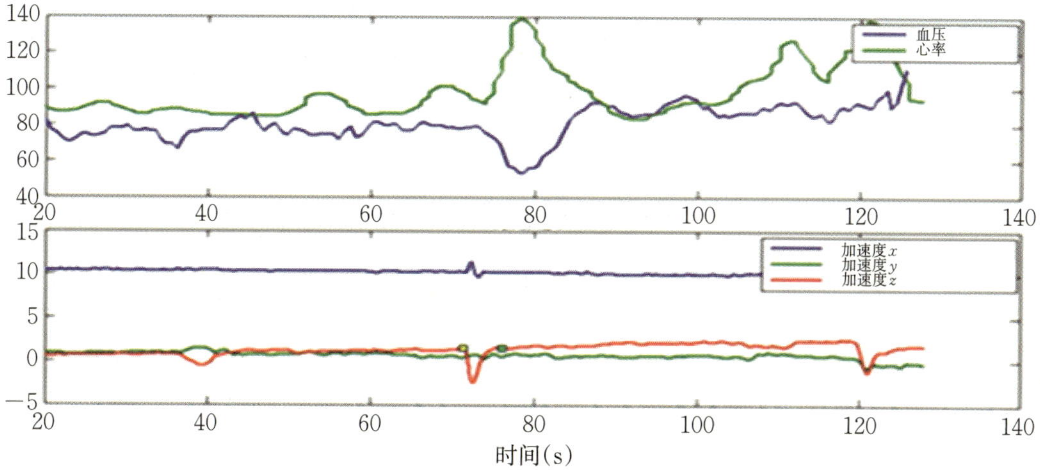

图2.12　使用可穿戴设备,同步测量血压、心率和三维加速度信号

图的上部分展示倾斜/卧立试验引起血压的急剧变化(蓝色曲线),以及相应的心率变化反应(绿色曲线)。图的下部分是三维加速度信号的x分量(蓝色)、y分量(绿色)和z分量(红色)。红色z分量的突变显示人体倾斜时体位的急剧变化。以此作为数据采样的起始点。

倾斜试验场景下同步测量血压和心率数据序列是一个挑战。到目前为止,尚无方便的可以应用于倾斜或卧立试验的无创连续血压的测量设备。为了满足试验要求,使用穿戴设备,同步测量三维加速度信号、心电信号和桡动脉光电容积脉搏波描记(PPG)信号。根据心电R波和PPG波谷之间的时间差，计算脉搏到达时间(PAT)。采用简单线性函数由PAT计算平均血压，并对每一位被测者，试验前使用医用血压计对由PAT计算平均血压的线性函数常数进行校正。

在试验中同步获得传入血压和输出心率序列后，就可以使用自主神经调控动态系统方程(2.28)、(2.29)来求解自主神经参数。这里，血压变化是经压力感受器转换为输入的。因此，在需要求取的参数集合中，又增加了压力感受器灵敏度。这使得最大期望求解方法的难度有所增加。图2.13(a)～(c)所示分别是倾斜/卧立试验中一个典型的压力感受器灵敏度、交感神经活动和副交感神经活动曲线。

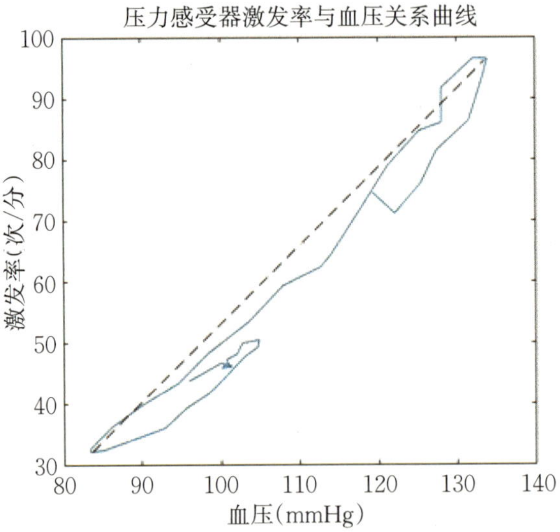

(a) 试验中求取的压力感受器灵敏度曲线

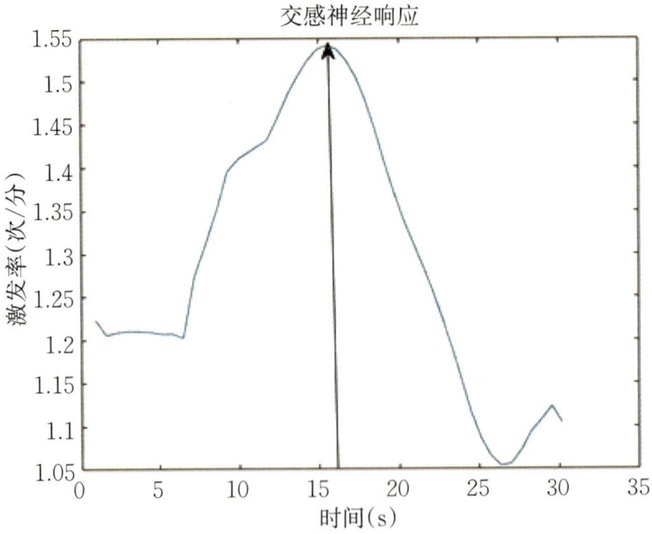

(b) 交感神经活动曲线

图2.13　倾斜/卧立试验示例

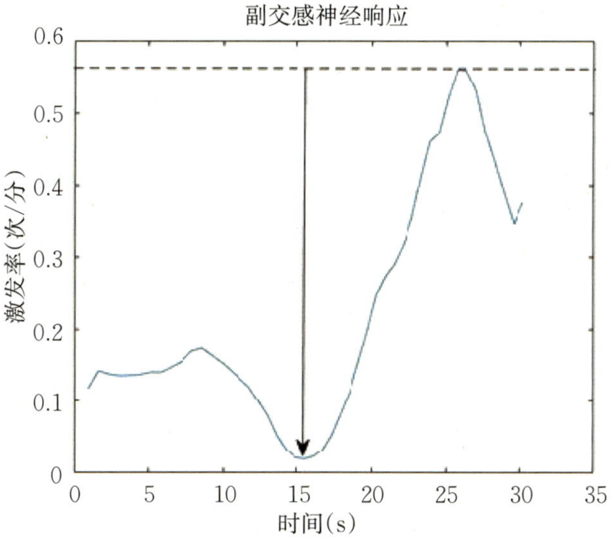

(c) 副交感神经活动曲线

图 **2.13**　倾斜/卧立试验示例(续)

2.5.2　神经回路中的谐振现象

国际生物医疗界在中枢和外周神经系统以及对机体和器官的调控回路中的谐振现象，做了大量研究。[18]发现中枢自主神经系统中存在运行在不同频率的神经调控回路或神经细胞群体，这些谐振现象为人体各种功能的实现提供信息载体。人体健康与病变也表现为这些振荡频率、幅度和调制特性的偏离。因此，搞清楚神经回路中的谐振现象与健康的关系非常重要。好的方面是，有了自主神经系统的数字模型作为基础，阐述神经回路中的谐振现象就比较容易。

中枢神经网络中发生的振荡频段有：

(1) δ波段：1～3 Hz，幅度在 20～200 μV 范围。在婴儿期或智力发育不成熟，或成年人极度疲劳和昏睡或麻醉状态下出现。δ振荡与基本生物需求相关。

(2) θ波段：4～7 Hz，幅度在 100～150 μV 范围。是少年脑电的主要成分，成年人在受挫或抑郁时显著。θ振荡与记忆和情绪调节有关。

(3) α波段：8～13 Hz，幅度在 20～100 μV 范围。人在清醒、安静并闭眼时最为明显。α振荡与高级大脑功能，如记忆和心理等相关。

(4) β波段：14～30 Hz，幅度在 5～20 μV 范围。在精神紧张和情绪激动时出现。

(5) γ波段：30～90 Hz，γ振荡广泛存在于大脑皮层、海马体、嗅球、杏仁核、纹状体、脑干等多个脑区，与感觉、认知和记忆、运动、情绪以及睡眠-觉醒等功能相关联。

中枢自主神经对心、肺、胃肠调控的神经回路的频率较低，分别是心率 0.8～3 Hz，呼吸率 0.08～0.3 Hz，胃肠蠕动频率 0.05 Hz。

这些不同频率的振荡出现在不同尺度的神经网络上，与神经元的动作电位脉冲一起，完成人体的感觉、情景记忆、编码和检索、行为支持和控制[19]。

神经系统中谐振现象的相关研究，包括假设和临床求证，内容很多，涉及人体中枢自主神经系统信息的感受、传输、处理、控制等方方面面。其基本原理仍在信息、通信和控制的基本理论范畴。下面我仍将从神经元和神经调控数字模型出发，并作为对模型的进一步补充，使用信号、系统、通信的基本原理，解释中枢和外围神经系统中“动作电位脉冲”与“不同频率振荡”共存，及其在神经调控中的作用。并从自主神经心脏调控回路中的心率调控，以及心肺交互回路中的呼吸窦性心律不齐出发，讨论神经调控过程中的各种频率信号的采集、传输、处理和控制。

1. 自主神经心脏调控回路中的振荡频率

图2.1所示自主神经系统心脏调控回路，由三个部分组成。压力感受器、化学感受器等感受到的神经传入，通过脊椎和迷走通道，进入下丘脑孤束核；在下丘脑与来自前脑结构的有关体内外环境的信号和情绪信号综合，形成对心脏调控的交感神经和副交感神经的调控信号；经交感神经和副交感神经，产生神经递质传出，NE和ACh经节后神经纤维到达窦房结，分别与β受体和M受体结合，实现心率调控。

心脏窦房结有其固有的本征心率，在静息状态下，副交感神经和交感神经的联合调控，使正常心率保持在60～80 bpm范围。

由脊椎和迷走神经通道传入的体内机体和器官状态，外界环境和活动刺激，通常是慢变化信号。例如，血氧饱和度、炎症因子、疼痛和创伤、环境温度、与同伴的交流活动等。这些神经传入信号，在下丘脑形成控制信号，经交感神经和副交感神经，实现对心率的调控。显然，这是超低频神经传入信号通过窦房结受体对心率的频率调制，成为通常的所说的心率变异。心率变异性分析中，把心率变异频率范围划分为三个频段：VLF⩽0.004 Hz；LF，0.04～0.15 Hz；HF，0.15～0.4 Hz。感受传入信号视其频率范围而落入这三个不同的频段。例如，VLF反映炎症因子、激素水平、温度等缓慢变化；LF认为与压力感受器相关，反映血压变化的影响；HF与自由呼吸频率重合。

这就是说，心率变异是超低频范围的神经传入信号通过中枢和交感神经和副交感神经对正常心率的调控，一方面由感受传入刺激产生，另一方面受整个神经调控回路的频率响应特性影响。

总结起来，可概括如下：

(1) 中枢自主神经经心脏调控回路中的工作频率是心率，静息且传入信号没有异常的情况下，正常心率是60～80 bpm。

(2) 神经感受器所感受和传入的信号很多，且具有各种不同的种类和位置属性，例如，疼痛和伤害。如何编码属性，如何确定各路信号的采样频率，分配上传时段和频段，这一系列疑问都尚无答案。但是，这些细节都不妨碍我们对自主神经系统的分析和评估。

(3) 中枢自主神经心脏调控回路的频率响应在0.004～0.4 Hz范围，在此频率范围的神经传入刺激，都可以通过回路，到达窦房结，产生如图2.5所示的窦房结细胞膜动作电位的第4期DD舒张去极化时间的变化。单位时间(min)内动作电位相位变化就是心率的变化。

正常范围内的神经感受传入，是心率在正常范围内动态变化，就是健康态。但是，当异常神经传入,例如,严重的伤害、压力,产生单一、有害方向的心率变化,静息心率升高,使自主神经心脏调控回路的运行频率发生偏移,由此产生如图1.7所示的自主神经失衡,引发可能的胶质细胞激励、神经递质重构、神经元氧化应激;严重时导致交感神经和副交感神经本身重构,递质传出异常,心肺功能障碍。

(4) 中枢自主神经心脏调控回路是由多个神经元和神经纤维组成的,神经元是基本的充放电电路,神经纤维是低通滤波电路。整个神经调控回路有一个或几个零点或极点,对应一个或几个谐振频率。当感受传入信号频率接近并等于谐振频率时,回路发生谐振。此时传入信号与心率变化同步,心率变化幅度因谐振达到最大。

呼吸通过鼻腔、气管和肺,经压力感受器、孤束核、下丘脑、使心肺调控回路发生谐振,心率变化与呼吸同步,RSA幅度增大;同时,心搏也在自主神经的调控下而使得动脉血管中血液流量随呼吸信号变化,以高效率将氧和养分送到中枢和机体。

呼吸信号也通过嗅球进入大脑皮层、杏仁核和海马,对这些中枢神经功能区的信号实施调制,产生谐振现象。神经回路发生谐振时,运行效率最高,也产生强烈的使回路重新恢复到正常运行频率的康复或“神经调节”(neuro-modulation)效果。

下面,我们重点分析呼吸引起的心肺谐振和中枢神经功能区谐振现象。

2. 心肺交互神经调控回路中的谐振现象

神经回路中的谐振现象,即当感受传入信号频率接近或等于神经调控回路的振荡频率时,发生谐振现象,传入信号对目标的调控效率最高。以汽车收音机为例,我们接收的信号是语音和音乐,称为音频信号,频率范围在20 kHz之内。为了远距离传送,把音频信号“调制”到频率远高于音频的载波上,大功率发射出去。我们使用接收机,“调谐”并锁定载波频率,在内部电路中,把音频信号“解调”出来,就是我们听到的新闻和音乐。

这里介绍几个术语:

调谐(tune):指改变接收机中的谐振电路的频率,使之接近并最终锁定所要接收电台的载波频率。此时,接收到的电台信号与接收电路发生谐振,电台信号被放大,偏离电台频率的干扰信号被滤除。

谐振(resonance):指信号与电路频率一致时发生“振荡”(oscillation)。调谐是让信号与电路同步(synchronize)的举措。

中枢自主神经在协调全身的神经、机体、器官,哪怕完成一个小小的阅读动作,都会涉及很多体内通信和交互,例如海马体相关的记忆、神经细胞的供氧、视觉神经传入及识别等,需要多个单元通过神经回路的同步通信;多个谐振现象而产生的信息查询和记忆;既有海马体相关的gamma振荡,也有供氧相关的呼吸窦性心律不齐现象。这里,同步和谐振,是实现高效率神经交互的途径,更是信息存储和检索必需的,也是支持人体各种活动需求的基础。

研究发现,呼吸信号影响大脑多个区域的神经活动[20],呼吸调节中枢多个频率范围,呼吸对大脑的影响与氧气输送、脑血流量、心率变量的同步调节有关。呼吸供氧是一切生理、心理、情感、认知和记忆相关神经元的营养,呼吸信号出现在大脑多个区域的神经活动中,就是很自然的了。从信号调制机理上,呼吸频率0.08~0.3 Hz是超低频,可以容易实现对中枢神经各个频段(数赫兹到数十赫兹)振荡的调制。

德国Freiburg大学的Biskamp等在清醒小鼠的前额叶内侧皮质mPFC(位于大脑前额叶内侧的皮质区域，负责情绪调节、认知控制和社会行为等功能)发现了一种携带呼吸信号的振荡波，称之为前额叶呼吸节律(prefrontal respiration rhythm，PRR)。[21]它是呼吸信号调制的局部场电位(LFP)，LFP是皮层中检测到的细胞外电压的低频成分。LFP是由距离记录电极几百微米范围内的神经活动产生的。LFP的变化与许多重要的过程有关，如记忆和运动功能。

PRR的频率与θ波在同一范围(4 Hz附近，与记忆、焦虑等神经活动相关)，它对前额叶伽马节律调节比θ波段振荡更为有效，有助于处理从皮层和皮层下到达mPFC的多模态信息流。这表明，呼吸信号传入mPFC区域，参与调制该区域的神经活动。

生物学家也观察到呼吸信号对海马区嗅球(OB)和齿状回(DG)的LFP的在谐振水平的调制；同样，呼吸信号对杏仁核区的谐振调制也被更多试验所证实。

这就是说，呼吸，特别是每分钟6次左右的节律深呼吸，在心肺调控回路产生谐振现象，使心率和动脉血液流动与呼吸信号同步，使氧得以最高效率、最快速度送达中枢神经细胞和其他机体；同时，节律深呼吸信号，经感受神经达到NTS，或经鼻窦和嗅球，在前额叶皮层(PFC)、杏仁核(amygdala)、海马体(hippocampus)区产生谐振，实施对局部电位的同步调制，使得这些神经功能区运行在高效水平。这几个中枢神经区域，分别负责情绪调节、认知控制和社会行为、记忆等功能。这提供了呼吸与神经心理特征(如情绪)密切联系的生理学证据。呼吸-神经-情绪的联系为以大脑为基础的呼吸治疗精神障碍带来希望。

另一方面，节律深呼吸引起的心脏调控回路的谐振，以及在前额皮层、海马体、杏仁核等神经功能区引起的谐振是同时发生的。中枢神经功能区的谐振，也伴随血液和供氧的同步谐振。这使我们可以认为，心肺谐振用于分析和度量呼吸窦性心律不齐RSA的同时，也有度量呼吸中枢神经功能区谐振水平的作用。

2.5.3 基于自主神经系统模型的数字干预

让我们再次回到图2.8和方程(2.28)、(2.29)所定义的自主神经调控回路的动态贝叶斯网络模型。前面，我们把自主神经系统的数字测量形式化，设定特定测量场景，以便同步测量神经传入U和调控输出数据序列Y，再使用最大期望优化方法，求取交感神经和副交感神经的状态、增益和时间延迟。

同样，对于神经干预(neuro-modulation)，在自主神经系统调控模型的基础上，把干预作为神经传入，在同步测量和获得干预传入和目标器官输出数据序列的条件下，同样可以计算在此干预下，交感神经和副交感神经的状态、增益和时间延迟。将神经系统参数与正常值或未加干预时对比，评估干预效果。这就是说，基于自主神经系统调控回路模型，我们可以在线测量干预效果和时间延迟，优化和调整干预参数。

1. 神经干预和生物电子医疗

第2章中讨论自主神经与病变时，涉及自主神经心脏调控回路，认为压力感受器灵敏度降低、心理压力、炎症等可能的原因，导致自主神经失衡。长期自主神经失衡，日积月累，导致神经重塑与心脏重塑同时发生，进一步导致神经和心脏功能障碍。例如，长期过度的交感神经传递可导致心脏肥大和纤维化，并可引发心律失常。

同样，糖尿病源自自主神经代谢系统调控回路的失衡、神经和肝脏、胰脏的重塑；炎症和心理疾病源自神经内分泌免疫系统回路的异常和重塑。

显然，从根本上治疗这些疾病，就是干预和调理相关神经回路，使之回到正常状态。疾病是相关神经调控回路失衡，引起神经单元和器官的"重塑/重构"(remodeling)；神经干预的目标使神经调控回路重新回到稳态，"重建"(rebuilding)病变的神经单元和器官。如果其中某个神经单元或器官发生了质变，难以恢复，可以退而求其次，通过补偿以恢复神经调控回路的正常工作状态。这就是神经干预治疗和康复方法。这里，我们定义"重建"，作为"重塑/重构"的逆向过程，表示神经干预和调理的目标。

例如，长期精神压力或感受器异常等因素，导致交感神经处于过激状态，心率和血压居高不下。从整个神经调控回路的角度，现象就是交感神经过激，针对交感神经过激的药物治疗可以使用β阻滞剂来降低受体增益，来平衡交感神经过激。当然，也有其他非药物的神经干预方法，例如手术、电磁刺激，以及运动、节律呼吸等自我神经干预方法。

神经干预是近十年发展起来的崭新领域。它由NIH倡导，长期资助项目为"刺激自主神经活动以缓解病情"(stimulating peripheral activity to relieve conditions，SPARC)。其目标是找到存在于各种器官和组织的神经回路中的治疗靶点，加速开发治疗设备，调节神经功能，以改善器官功能。这种治疗策略，被称为"生物电子医疗"(bioelectronic medicine，BEM)[23]，可以为多种疾病提供新的治疗方法，如高血压、心力衰竭、胃肠道疾病、2型糖尿病、炎症性疾病等。

BEM的首要目标是找到器官和组织的神经回路中的治疗靶点。在器官和组织的神经回路中，迷走神经传入通路和迷走神经传出调控，在炎症反射、心理压力、糖代谢等方面占有特殊的地位。因此，迷走神经电、磁、针灸刺激(vagal nerve stimulation，VNS)成为BEM中首先取得成果的领域[24]。

关于迷走神经刺激的靶点，哈佛医学院与复旦大学等合作发现，对足三里(ST36穴位)进行电针刺激可以驱动迷走-肾上腺抗炎轴，抑制严重的全身炎症。但是，刺激天枢(S25穴位)没有类似效果。[25]

在研究无创刺激时，人们将视线投向了颈动脉窦和耳，以它们为靶点，于是出现两个细分刺激领域：经皮颈迷走神经刺激(transcutaneous cervical vagal nerve stimulation，tcVNS)和经皮耳迷走神经刺激(transcutaneous auricular vagus nerve stimulation，taVNS)。

taVNS通过向外耳迷走神经耳支形成的皮肤感受野施加电流刺激，经由迷走神经耳支传入，通过NTS投射到多个脑区，形成广泛的纤维连接，以调节神经内分泌、情绪和认知功能，并通过神经传出的胆碱能抗炎途径，调节免疫细胞因子的平衡。[26]经皮耳迷走神经刺激的应用包括大脑和中枢方面的疾病，如癫痫发作、焦虑和抑郁、意识障碍；taVNS增强迷走神经，降低心血管疾病风险，降低糖尿病患者的血糖和胰岛素抵抗。

2. 神经回路的谐振与神经干预

神经干预的目标就是刺激自主神经活动以缓解病情或恢复健康状态，也就是我们前面引入的“重建”，类似的单词还有“康复”(rehabilitation)。如何使得刺激效果最优呢？

同样，使用上述“神经回路中的谐振现象”，可以很好地解释中枢自主神经的调控、自主神经失衡时的重构和神经干预：

在正常情况下，中枢自主神经调控网络中的功能回路，都存在于与功能对应频率的振荡波，如呼吸信号波对应于供氧，θ波振荡与记忆和情绪调节有关，γ波与感觉、认知和记忆、运动、情绪以及睡眠-觉醒等功能相关。人们的日常活动所产生的超低频感受传入，对神经功能回路产生激励，满足一定条件即激发振荡波形，完成相应的调控功能。

传入信号异常或其他原因引起自主神经失衡时，引起回路中神经状态的异常，回路中振荡波频率偏移，功能异常，这就是图1.7所示的重构和病变。

好的是，神经回路中存在谐振现象。谐振电路的优秀品质，可以用于实施对重构和病变的干预或康复。典型的例子有：

(1) 节律深呼吸通过压力感受器和化学感受器传入，进入中枢多个功能区域，通过幅度和频率调制方式，被功能区域中相关的振荡波所“夹带”(entrain)而形成谐振现象，抵消该功能区域因压力等因素所产生的偏移，使之回到正常状态。节律呼吸进入心脏调控回路，与回路的谐振频率一致，引起心肺谐振。从而获得高效氧代谢，为整个中枢外围神经回路提供足够的氧支持。谐振时交互的高度同步、谐振频率附近的能量集中，都充分支持谐振情况下的神经干预效果。这就是节律深呼吸同时引起心肺调控回路和中枢功能区产生谐振，增强神经功能，减少焦虑和抑郁的神经生理学原理。

(2) 40 Hz光和声音同步刺激恢复γ振荡。海马区域的γ振荡，是实现记忆和存储功能的信号基础。[22]阿尔茨海默病(AD)是神经退行性疾病，其主要病理特征为淀粉样蛋白和磷酸化tau缠结的过度积累，与注意力和记忆等认知功能有关的γ波段神经网络振荡的破坏。由Chan等合作的临床研究[22]，对患者使用40 Hz光和声音同步刺激，每天刺激40 min，3个月后，患者海马体体积稳定，功能连通性在默认模式网络和内侧视觉网络中均有改善。显然，40 Hz刺激由视觉和听觉通道传入，通过人为引起海马体相关区域γ振荡，重建记忆功能。

目前，自主神经干预或生物电子医疗，通过一定量、一定频率、一定时间且长期坚持的某种神经刺激，这些刺激作为特定的神经传入，可以将因失衡引起重构的神经单元，矫正回正常状态，达到干预效果。如何确定刺激干预信号的频率、幅度、位置，一直是正在研究中的课题。神经回路中谐振现象的生理基础和电路原理，可以提供有益的思路。

以自主神经系统调控回路的数字模型和测量方法为基础，可以实现评测和干预一体化数字流程：在评测阶段，定位疾病神经重构单元和严重程度，为患者提供个性化干预处方；在数字干预阶段，在线观察干预效果，优化干预流程。我们将在第4、5章中，叙述几个评测和干预一体化数字流程的应用例子。

本章小结

本章“自主神经系统的大模型”是实现自主神经调控系统数字评测和干预的理论基础和

关键技术。其核心可以总结如下：

(1) 自主神经心脏调控系统的大模型包括三个部分：解剖学和生理病理学模型、信号系统模型、动态贝叶斯网络系统模型。

• 自主神经心脏调控系统解剖学和生理病理学模型叙述了自主神经心脏调控回路的构成和调控功能和机理，包括：神经感受器采集目标器官和机体状态以及体内外因素，通过迷走神经通道和脊髓通道，上传至孤束核；下丘脑收集和综合神经传入和中枢情感，形成控制信号；交感神经和副交感神经接受下丘脑下达的控制信号，产生神经激励动作电位序列，通过节后神经纤维，转换成神经递质，投向窦房结受体，实施心率调控。

这里也以较大篇幅叙述了神经元的构成、神经元动作电位的生成、神经元之间在突触发生的交互。介绍了神经元单元电路和动作电位生成的量化模型——Hodgkin-Huxley模型。这一诺贝尔奖成果，揭示了一个真理：自主神经系统是一个以生物电信号的信息传输、处理和交互的信号系统，自主神经调控是自动控制系统的一种。自主神经系统评测和干预的数字化的途径，数字建模是基础。

• 自主神经心脏调控系统处理的是生物分子信号，其工作原理服从信号系统和控制理论。将自主神经心脏调控模型转换成信号系统模型，用信号和系统中的信号处理、传输、融合和系统分析的理论、方法和相关的数学方法，给出下丘脑的神经传入综合和控制信号产生公式、交感神经和副交感神经响应函数、节后神经纤维传输方程、窦房结受体心率调控方程。这就形成了自主神经调控系统的量化分析基础，包括理论、方法和工具。

• 自主神经心脏调控的贝叶斯网络动态模型和求解方法。自主神经心脏调控的信号系统模型，建立了系统中的关键单元的响应函数，包括下丘脑、交感神经和副交感神经、窦房结心率调控。然而，自主神经心脏调控是复杂的动态系统，存在不确定性，可测量参数少于系统待求参数。这就需要借助贝叶斯网络动态模型和求解方法中的最大期望(EM)优化算法。

(2) 有了自主神经心脏调控系统的构成、调控原理，并用信号与系统方法和概念，分析自主神经心脏调控的开环传递函数、测量和求解方法。在此基础上，分析了现有的自主神经评测方法：

• 有创测量方法，指直接测量神经元动作电位速率或神经递质浓度。然而，神经元动作电位存在于神经细胞轴突和节后神经纤维之中，神经递质存在于神经元突触缝隙之中。直接测量必须将测量电极精准地置于测量对象之中。难度之大不言而喻，国际上只有极少数机构有能力进行。

• 心率变异性，是体内外多种神经传入，通过交感神经和副交感神经对窦房结实施调控的结果。它反映了神经传入的变化，也反映了交感神经和副交感神经的响应特性。长期以来，国际上对HRV能否度量交感神经和副交感神经的问题一直处于争论之中。基于自主神经调控模型，可以认为，HRV不是交感神经和副交感神经功能的度量，它主要反映来自机体、器官、内分泌免疫系统的复杂神经传入，因此临床上具有诊断价值。

• 心血管自主神经反应试验，其原理类似系统传递函数分析中的冲击函数法：设定试验场景，获得简单且易标准化的冲击、阶跃、余弦等传入信号，并同时测量心率和血压等心血管反应量。这类方法得出的结果虽然不是交感神经和副交感神经的数字度量，但也确实反映了交感神经和副交感神经的某些功能。2011多伦多国际糖尿病神经病变共识组CAN分组将CARTs作为诊断分类糖尿病神经病变的金标准。

(3) 基于自主神经调控的数字模型，以及实际回路中振荡现象和谐振原理，讨论了中枢自主神经系统评测和干预的策略和基本思路。

本章所述自主神经系统的大模型，仅以心脏调控神经回路为例，也可以推广到整个自主神经调控系统。由于自主神经心肺调控对人体健康和疾病的重要性，其结果也广泛用于其他疾病的诊治之中。

本章讨论的自主神经心脏调控系统的大模型是实现自主神经心脏调控系统数字评测和干预的理论基础和关键技术。在下面的内容中，我们将使用本章所叙述的原理、方法、公式，叙述两个测量场景下的自主神经评测方法、指标定义和临床应用；节律深呼吸训练和脊神经操这两种神经调理的数字方法、临床应用以及生理病理学原理。

参考文献

[1] Mehra R, Tjurmina O A, Ajijola O A, et al. Research opportunities in autonomic neural mechanisms of cardiopulmonary regulation: A report from the National Heart, Lung, and Blood Institute and the National Institutes of Health Office of the Director Workshop[J]. JACC: Basic to Translational Science, 2022, 7(3):265-293.

[2] Abboud F M. In search of autonomic balance: the good, the bad, and the ugly[J]. American Journal of Physiology-Regulatory, Integrative and Comparative Physiology, 2010, 298(6):R1449-R1467.

[3] Wehrwein E A, Orer H S, Barman S M. Overview of the anatomy, physiology, and pharmacology of the autonomic nervous system[J]. Comprehensive Physiology, 2016, 6(3): 1239-1278.

[4] Choudhury M, Boyett M R, Morris G M. Biology of the sinus node and its disease[J]. Arrhythmia & Electrophysiology Review, 2015, 4(1):28-34.

[5] Yaniv Y, Lakatta E G. The end effector of circadian heart rate variation: the sinoatrial node pacemaker cell[J]. BMB Rep, 2015, 48(12): 677-684.

[6] Gerstner W, Kistler W M, Naud R, et al. Neuronal dynamics, from single neurons to networks and models of cognition[M]. Cambridge: Cambridge University Press, 2014.

[7] Ostojic S, Brunel N. From spiking neuron models to linear-nonlinear models[J]. PLoS Comput Bio, 2011, 17(1): e1001056.

[8] Oppenheim A V, Willsky A S, Nawab S H. Signal and System[M]. London: Prentice Hall, 1997.

[9] Koller D, Friedman N. Probabilistic graphical models, principles and techniques[M]. Cambridge: The MIT Press, 2010.

[10] Ma J, Wu O, Huang B, et al. Expectation maximization estimation for a class of input nonlinear state space systems by using the Kalman smoother[J]. Signal Processing, 2018, 145: 295-303.

[11] Valenza G, Citi L, Saul J P, et al. Measures of sympathetic and parasympathetic autonomic outflow from heartbeat dynamics[J]. Journal of Applied Physiology (Bethesda, Md. : 1985), 2018, 125(1): 19-39.

[12] Shaffer F, Ginsberg J P. An Overview of heart rate variability metrics and norms[J]. Front Public Health, 2017, 5: 258.

[13] Aminoff M, Chelimsky T, Fealey, et al. Assessment: Clinical autonomic testing report of the Therapeutics and Technology Assessment Subcommittee of the American Academy of Neurology[J]. Neurology, 1996, 46(3): 873-880.

[14] Spallone V, Ziegler D, Freeman R, et al. Cardiovascular autonomic neuropathy in diabetes: clinical impact, assessment, diagnosis, and management [J]. Diabetes/Metabolism Research and Reviews, 2011, 27(7): 639-653.

[15] Guazzi M, Adams V, Halle M, et al. EACPR/AHA Scientific Statement. Clinical recommendations for cardiopulmonary exercise testing data assessment in specific patient populations [J]. Circulation, 2012, 33(23): 2261-2274.

[16] Brubaker P H, Kitzman D W. Chronotropic incompetence causes, consequences, and management[J]. Circulation, 2011, 123:1010-1020.

[17] Wu J K, Huang Z, Zhang Z, et al. Quantitative assessment of autonomic regulation of the cardiac system[J]. Journal of Healthcare Engineering, 2019, 2019:4501502.doi:10.1155/2019/4501502.

[18] Young A, Hunt T, Ericson M. The slowest shared resonance: A review of electromagnetic field oscillations between central and peripheral nervous systems[J]. Front Hum Neurosci, 2022, 15:796455.

[19] Watrous A J, Fell J, Ekstrom A D, et al. More than spikes: common oscillatory mechanisms for content specific neural representations during perception and memory[J]. Current Opinion in Neurobiology, 2015, 31:33-39.

[20] Goheen J, Anderson J A E, Zhang J, et al. From lung to brain: Respiration modulates neural and mental activity[J]. Neurosci Bull October, 2023, 39(10):1577-1590.

[21] Biskamp J, Bartos M, Sauer J F. Organization of prefrontal network activity by respiration-related oscillations[J].Scientific Reports, 2017, 7:45508.

[22] Chan D, Suk H J, Jackson B L, et al. 40 Hz sensory stimulation induces gamma entrainment and affects brain structure, sleep and cognition in patients with Alzheimer's dementia[J]. 2021. medRxiv preprint. doi:10.1101/2021.03.01.21252717.

[23] Pavlov V A, Chavan S S, Tracey K J. Bioelectronic medicine: From preclinical studies on the inflammatory reflex to new approaches in disease diagnosis and treatment. [J]. Cold Spring Harb Perspect Med, 2020,10(3):a034140.

[24] González-González M A, Conde S V, Latorre R, et al. Bioelectronic medicine: a multidisciplinary roadmap from biophysics to precision therapies[J]. Front Integr Neurosci, 2024, 18:1321872.

[25] Liu S, Wang Z, Su Y, et al. A neuroanatomical basis for electroacupuncture to drive the vagal-adrenal axis[J]. Nature, 2021, 598(7882): 641-645.

[26] Wang Y, Li S Y, Wang D, et al. Transcutaneous auricular vagus nerve stimulation: From concept to application[J]. Neurosci Bull, 2021, 37(6): 853-862.

第3章　心肺运动试验和交感神经、副交感神经调控能力评测

自主神经心脏调控系统是复杂的动态系统,其评估和测量面临很多挑战。

自主神经系统的神经传入由体内和外部环节的各种因素组成,复杂且具有时变性、不确定性,不可能准确测量:体内器官和机体众多,状态不一,相应的感受信号无法得知;作为关键神经传入的心理压力和炎症,也缺乏量化测量手段;同样,外部环境因素也有类似难以测量的问题。

为了解决神经传入的定量测量问题,我们需要规范测量场景,目的有二:其一,使人为的神经传入信号远大于其他体内和外部环境因素,以便可以近似认为,自主神经心脏调控系统的输出是由人为的神经传入激励的结果;其二,使人为神经传入信号为简单的脉冲、阶跃、余弦等典型类型,为复杂动态系统的求解创造条件,简化求解方法。

自主神经心脏调控系统是由感受器、下丘脑、交感神经和副交感神经、窦房结受体等神经组织构成的动态系统。根据系统理论,动态系统状态和神经组织的增益是不能直接测量的。根据图2.10自主神经心脏调控的动态贝叶斯网络模型,动态方程和测量方程(2.28)、(2.29),以系统参数为条件的似然率方程(2.30),可以在传入信号序列和输出测量序列已知的条件下,使用最大期望算法,求取交感神经和副交感神经的状态、增益和时间延迟。

本章我们采用分级运动试验场景,以"3分钟静息—6分钟运动—3分钟静息"的试验模式,叙述分级运动场景下评测交感神经和副交感神经的调控能力的相关技术、指标、临床意义。

下面,我们将首先叙述分级运动试验相关的技术,再详细介绍运动试验评测交感神经和副交感神经的生理学基础、技术、指标,最后介绍其临床意义和应用。

3.1　心肺运动试验和相关指标

心肺代谢系统将消化道吸收的营养物质和由肺吸进的氧输送到各组织和器官,并将各组织器官的代谢产物通过同样的途径输入血液,经肺、肾排出,保证人体各种活动的正常进行。科学地评估心肺运动功能是诊断、治疗、康复、保健的必要条件。

3.1.1　心肺运动试验和最大吸氧量

目前,国际上公认的心肺运动功能评估方法是由美国运动医学会(ACSM)所提出的《ACSM运行测试和运动处方指南》(*ACSM's Guidelines for Exercise Testing and Prescrip-*

tion)，1976年出版第1版，现已更新至第10版。40多年来学术、临床和社会推广，形成了国际心肺运动康复的“金标准”。相应的评估方法称为“心肺运动试验”(CPX)。[1-2]

CPX以人体在运动过程中，随着运动强度加大，从有氧运动变化到无氧运动，最后达到运动极限，来评价心肺运动功能。其主要指标有：

- 最大摄氧量(Peak VO_2)，出现在运动极限时的摄氧量。
- 无氧阈(anaerobic threshold)，出现在VO_2和VCO_2呈现非线性上升时。此时，吸入的氧气不足以产生呼出的二氧化碳。
- 最大换气比(peak respiratory exchange ratio，Peak RER)，定义为VCO_2/VO_2比，峰值1.10表示很好的运动能力。

CPX要求受试者达到极限运动量。对于心肺病患者，不但难以实现，而且增加风险。临床以患者主观要求停止为限，此时违背了CPX测量原理。

CPX使用复杂，需要专业校准和非常专业的数据判读。

孙兴国、胡大一认为CPX在中国存在两个问题：一是缺乏整体调控理念，难以理解代谢系统；二是设备稳定性有限，必须每天校准，校准专业性很强。即使在一些发达国家，不少医务人员都存在对CPX及其测量值理解不够和片面的现象。[1]

6分钟步行试验是一种简易的心肺动态功能试验方法。[3]2002年和2005年由ACC/AHA颁布的慢性心衰诊断和治疗指南中均明确将6分钟步行试验作为心功能评估的一项指标。6分钟步行试验简单，测量参数单一，且结果很大程度上取决于个人意愿。

3.1.2　心应变能力缺失

欧洲和美国心脏学会联合科学文件[2]中，也列出了两个与交感神经和副交感神经运动调控功能相关的指标：运动心率和1分钟心率恢复。这两项指标可以认为是心应变能力缺失(chronotropic incompetence，CI)最为明确的定义。

CI是心血管病重要的危险指标，在心血管病的防治和康复上具有重要意义，已经是国际心血管界的共识。[4,7]国际上多次大规模的试验，包括著名的美国Framingham心脏研究——对3000健康人历时15年的跟踪研究、法国对5713名健康人历时23年的跟踪研究，都表明，CI是全死因独立指标，包括猝死。

Framingham心脏研究是由美国心肺血管研究所主导的长期研究项目，自1948年起由5000多人及其后代参与。Lauer[5]对1575名平均年龄为43岁的无冠心病男性，观察心应变极限和心应变率与死亡率和冠心病发生率的关系。在1996年发表的7.7年的实验结果为，心应变极限值的增加与死亡率和冠心病发生率呈反相关，显著水平为$P=0.04$和$P=0.003$。心应变率预测死亡率和冠心病发生率的可信度分别为$P=0.05$和$P=0.001$。1999年发表的研究结果[6]表明，低心应变率预示心衰患者死亡的可靠性达$P=0.0009$，优于最大耗氧量。

美国加州大学洛杉矶分校医学院等联合进行了多次试验，分别对10021人[8]和11218人[9]用CI与“心肌灌注单光子发射计算机体层摄影术”(SPECT)进行对比，发现心率储备和心率恢复是全因死亡和心血管病死亡的独立预测指标，在内容和严重性方面也是SPECT预后价值的补充。因此他们认为，CI指标应该成为评估心率运动反应的标准，成为危险分层的常规和例行参数。

近半个世纪来,国际上对心脏(CI)开展了广泛和深入的研究,大量的临床研究表明,心应变能力缺失是心血管事件和死亡率的独立且明确的指标,在临床上对多种疾病的预后具有重要价值。专家们认为,心应变能力在临床上远没有得到应有的重视,这可能是心应变能力缺失方面的定义和量化不统一,缺乏有效的测量设备所致。[4]

3.2 心肺运动试验中交感神经和副交感神经的响应

心应变能力缺失,就其本质,是运动中交感神经和副交感神经心率调控异常。

近半个世纪来,国际上有大量临床研究,试图理清交感神经和副交感神经在静息状态以及在分级运动中,对心率的调控机理。他们分别使用β-受体阻滞剂美托洛尔(motoprolol)和季铵类抗胆碱药格隆溴铵(glycopyrrolate)来阻断交感神经和副交感神经递质对窦房结β受体和M受体的作用,从而判断交感神经和副交感神经对心率调控的贡献率。

北得克萨斯州大学健康科学中心的Daniel W. White和Peter B. Raven总结了相关研究工作,给出了三种情形下较为详细的试验数据[10]:不使用任何阻滞药物的正常情况下、使用美托洛尔和季铵类抗胆碱药格隆溴铵来阻断交感神经和副交感神经递质对窦房结β受体和M受体的作用的情况下,心率随着运动量增加而增加的关系。三种情形下心率随着运动量增加而线性增加,如图3.1所示。

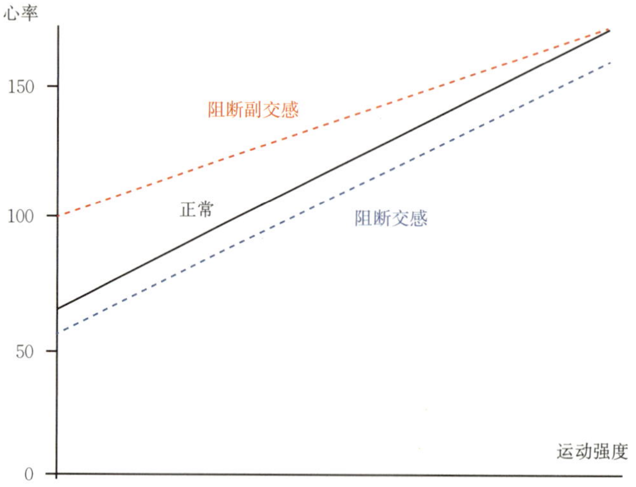

图3.1 正常情况、阻断交感受体、阻断副交感受体三种情况下心率随运动量增加而线性增加

总结和分析大量对正常人的临床研究数据后,可以得出一般性的结论:在静息状态下对心率的调控,副交感神经贡献80%,交感神经贡献了另外的20%。随着运动强度的增加,交感神经和副交感神经贡献相等;运动强度进一步增加,交感神经迅速转变为占优势地位。

第2章中式(2.21)表明，不存在心血管神经系统重构的情况下，即时心率是本征心率与交感神经和副交感神经调控分量之和：

$$HR_{ins} = HR_{intrinsic} \cdot (1 - HR_{par} + HR_{sym})$$

使用式(2.21)，我们先来解释静息状态下，交感神经和副交感神经对心率的调控。

对于40岁左右的正常人，其本征心率大概为：$HR_{intrinsic} = 118.2 - 0.57 \times age = 118.2 - 0.57 \times 40 = 95.4$ (bpm)。

为了更加直观、更好理解，进一步假设交感神经元和副交感神经元的增益和受体增益相等。静息状态下，副交感神经贡献$HR_{par}=80\%$，交感神经贡献$HR_{sym}=20\%$，假设每10%的贡献对心率的改变为5 bpm，根据式(2.21)，则有：

(1) 没有使用任何阻滞药物的情况下，交感神经和副交感神经心率调控的综合效果为副交感神经的60%。即时心率从本征心率95.4 bpm，经副交感神经的抑制作用，降低30 bpm，即时心率为65.4 bpm。

(2) 使用美托洛尔阻断交感神经递质对窦房结β受体的作用，副交感神经贡献80%的心率抑制作用，即−40 bpm，使即时心率降低到55.4 bpm。

(3) 使用季胺型抗胆碱药格隆溴胺阻断副交感神经递质对窦房结M受体的作用，交感神经有20%的心率激励作用，使心率升高10 bpm，即时心率为105.4 bpm。

(4) 不使用任何阻滞药物、使用美托洛尔、使用格隆溴铵三种情况下，随着运动强度增加，心率都呈线性增加。不使用任何阻滞药物时，心率随运动强度增加的斜率最大；使用美托洛尔阻断β受体时，心率随运动强度增加的斜率次之，起始静息心率最低，达到的最高心率有限；使用格隆溴铵阻断M受体时，心率随运动强度增加的斜率低于前两种情况，但由于起始静息心率高，随着运动强度的增加，达到与正常情况下同样的最高心率。这是因为随着运动强度的增加，交感神经对心率的加速作用起主导作用。

3.2.1　心肺运动试验中自主神经心率调控的生理学原理

美国运动学会的心肺运动试验的重点是评测氧代谢功能。随着运动的开始和强度的增加，身体对氧气的需求总体上也在增加。为了满足这些要求，心输出量通过增加心搏量和心率以及增加外周动静脉氧差来增加。因此，有Fick方程：

$$VO_2 = CO \times (C_a - C_v) \tag{3.1}$$

即耗氧量是心输出量CO与动静脉血氧差的积。心输出量CO是心搏与心率之积。当一个健康人达到运动极限状态时，如氧耗量增加4倍，其中心率增加贡献2.2，心搏量增加贡献0.3，动静脉血氧差的增加贡献1.5。这就是说，心率-运动变化是摄氧量-运动变化关系的一个关键部分；评估心肺代谢系统的动态功能，在自主神经调控下，心率随运动的自适应变化是关键。

如第2章中的自主神经心脏调控的信号系统模型，与静息状态下类型众多、幅度不大、难以测量的体内外神经传入相比，在运动场景下的运动神经传入幅度大、可以规范、可以测量。

图3.2是运动中自主神经心率调控的简化示意图。运动表现为肌肉氧消耗、心肺氧吸收和血液氧传输的增加。这些变化，通过肌肉的机械感受器、血管的压力感受器、血液的化学感受器等，经过脊髓和迷走通道，输送到NTS。这些运动神经传入，在下丘脑与其他神经传入以及中枢指令，合成成为控制信号，分别经疑核和髓质，下达到副交感神经和交感神经；副交感和交感神经产生神经递质ACh和NE，分别在窦房结与M受体和β受体结合，实施心率调控。[11]

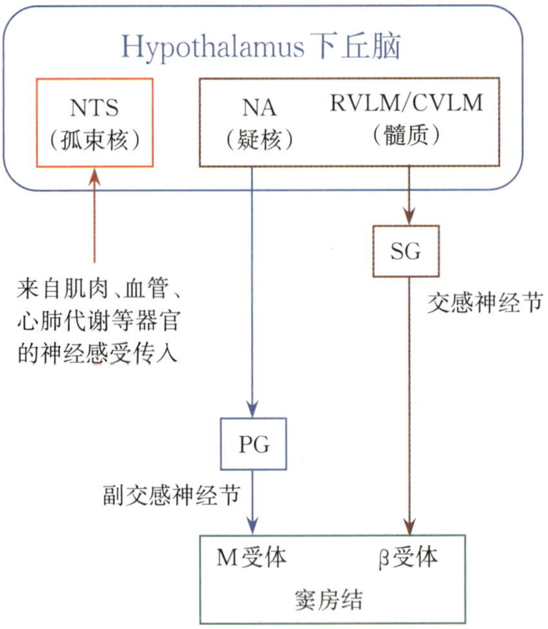

图3.2　运动中自主神经心率调控

为了方便讨论，让我们来规范这里所讨论的“心肺运动试验”的程序，如图3.3(a)所示：静息3分钟、运动6分钟、停止运动静息3分钟。6分钟运动可以使用跑步机、功率车等运动器械，也可以步行。6分钟之内，运动强度基本保持不变。

在整个运动试验中，自主神经心脏调控经过两次状态的转换：

运动前3分钟是静息状态，也是自主神经调控的一种稳态。此时，交感神经和副交感神经贡献比例维持一定的比例，如前述的20%和80%，保证体内器官和机体在外部环境下正常运行。

运动开始，随着运动强度的增加，肌肉紧张、氧耗增加、呼吸和血流加快；神经感受器传入、交感肾上腺等的共同作用，使得下丘脑产生的控制信号增强，交感递质NE浓度上升，副交感神经激励下降，神经递质ACh浓度下降。NE和ACh对窦房结β受体和M受体共同作用的结果，促使心率升高[11-12]，如图3.3图(b)所示。

当运动强度维持在一个较为稳定的水平的时候，肌肉氧耗、心肺氧交换、血管内血液流速都维持在一定水平。由此产生的感受信号、神经传入、下丘脑控制信号、交感神经和副交感神经递质、窦房结受控心率都维持在一个相应的稳定状态。

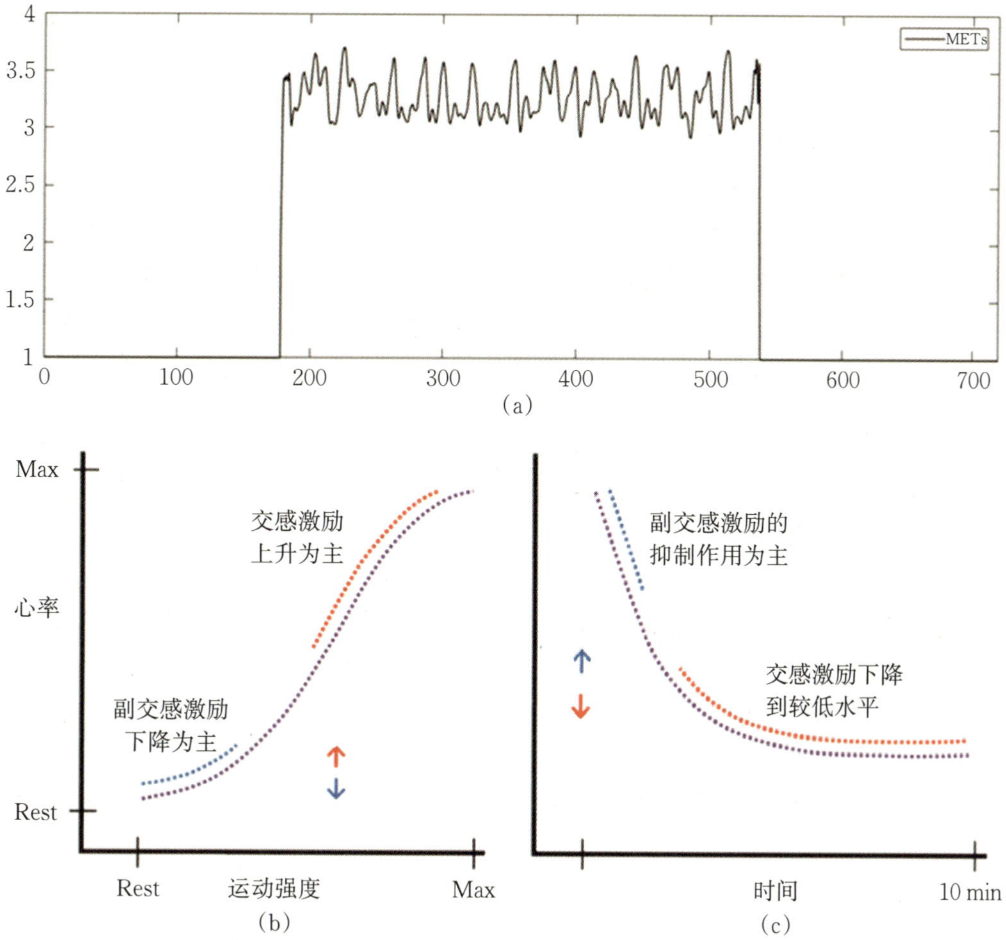

图3.3　心肺运动试验

(a) 心肺运动试验程序:3分钟静息-6分钟运动-3分钟静息;(b) 运动开始,运动强度的阶跃,使肌肉氧耗增加、心肺氧交换和血管流量加快,相应的机械感受、化学感受、压力感受信号增强,交感神经激励增强、副交感神经激励减弱,都使得心率快速上升;(c)运动停止,运动强度负阶跃降低为静止。运动强度相关的感受和神经传入迅速下降,导致交感神经激励下降,副交感神经激励上升,心率在短时间内回到静息状态。

运动停止,表现为运动强度的负阶跃,下降为静止,如图3.3(a)所示。此时,肌肉氧耗下降,心肺氧交换、血管内血液流速都迅速下降。由运动所产生的感受信号、神经传入迅速下降,下丘脑产生的控制信号,也迅速回归到静息状态;交感神经激励下降,副交感神经激励迅速上升,促使窦房结受控心率回到静息状态,如图3.3(c)所示。

在运动开始时,对运动强度的正向阶跃的响应、交感神经的反应速度和反应能力起主要作用;同样,运动停止时,对运动强度的负向阶跃的响应、副交感神经的反应速度和对心率的抑制能力起主要作用。

3.2.2 心肺运动试验中自主神经心率调控的信号系统模型

现在，我们使用第2章中的信号系统模型，来解释整个运动试验中的自主神经心率调控。运动试验中的自主神经心率调控回路，其本质就是自动控制系统，只不过系统中的信号是各种细胞内部沿神经纤维传输的动作电位和细胞间交互作用的递质以及信息分子，又称细胞因子。包括NE、ACh、NO以及内分泌激素、前列腺素、免疫细胞因子。因此，使用自主神经心率调控回路中主导心率调控的交感神经元和副交感神经元、β受体和M受体的响应函数，可以很好地定量理解运动传入与心率输出的关系，了解人体自主神经心率调控回路如何在运动中调节心率和氧代谢，满足人体需求。

参照图3.4，为交感神经元响应函数与相应的窦房结β受体响应函数；下两图为副交感神经元响应函数与相应的窦房结M受体响应函数。图中红色直线和虚线表示以一定运动强度运动的情况下，交感神经和副交感神经以及相应的受体的调控激励情况。

在静息状态，运动代谢当量为一个单位，其他各项神经传入幅度也较低。以蓝色直线表示的较低的神经传入，使得交感神经元的激励水平偏低，副交感神经元的激励水平较高。它们以蓝色虚线表示的激励输出水平在0.2∶0.8左右。静息状态下由副交感神经较高的激励输出，通过M受体，对心率的抑制作用显著，成为心率调控的主角，使静息心率低于本征心率。

以红色直线和虚线表示的运动状态：运动强度较大的神经传入，将交感神经元充分激励的同时，衰减副交感神经的激励水平。交感神经激励远高于副交感神经，成为主导，它通过β受体升高心率，满足运动氧耗需求。

运动试验开始，运动强度呈现阶跃变化。对照图3.4中的交感神经、副交感神经和受体响应曲线，运动开始时，作为神经传入的运动强度从静止时的一个单位代谢当量，迅速上升到数个代谢当量的高水平。在图3.4中，就是从蓝色直线表示的静息位置，迅速移动到红色直线表示的高运动强度的位置。随着运动强度神经传入的加大，交感神经激励升高加速心率，副交感神经的激励减弱，心率抑制低下，一升一降，推动心率升高，满足高运动强度情况的高氧耗要求。

运动试验停止，运动强度呈现负阶跃变化，迅速降低到静止状态下的单位代谢当量。对照图3.4中的交感神经、副交感神经和受体响应曲线，运动停止，就是从红色直线表示的高运动强度的位置，迅速移动到蓝色直线表示的静息位置。随着运动强度神经传入降低，交感神经激励减弱，副交感神经激励增强，对心率的抑制作用成为主流，使心率回到静息水平。

图3.4中交感神经元和副交感神经元响应曲线、受体响应曲线，直观地解释了交感神经和副交感神经对心率的调控：运动强度的变化，通过感受、下丘脑综合，作为交感神经和副交感神经传入，同时改变交感和副交感神经的激励水平，分别通过窦房结β受体和M受体，形成对心率的加速或抑制效果，调控心率和氧代谢水平，保证静息和运动情景下不同的氧耗需求。

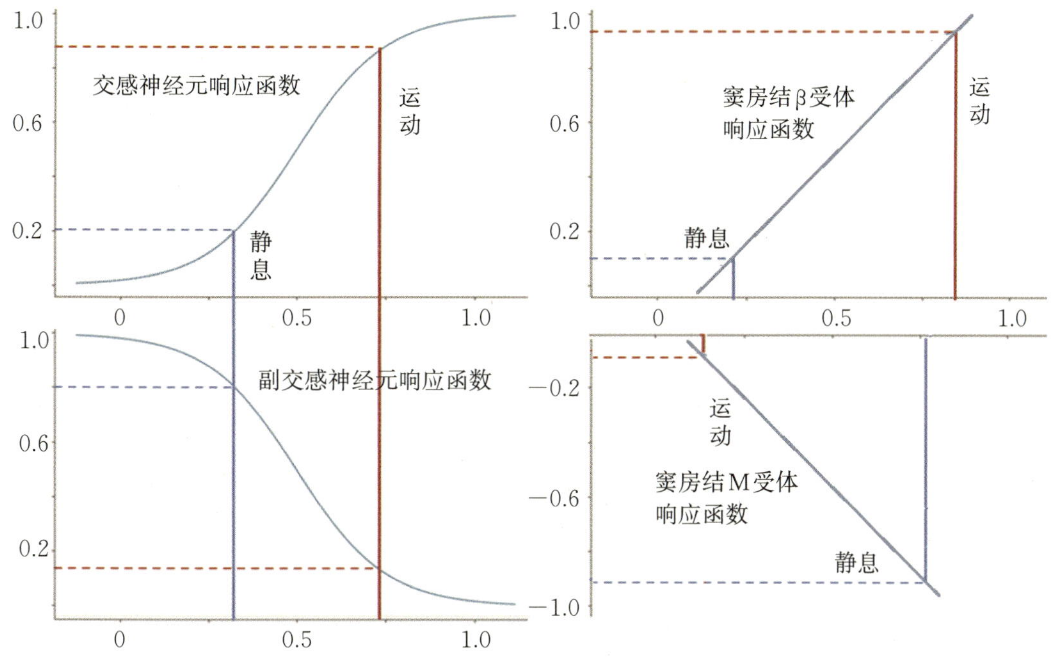

图 3.4　交感神经元和副交感神经元响应函数(左)与窦房结β受体和M受体响应函数(右)

上两图的交感神经响应函数和窦房结β受体响应函数表明,运动强度增加使交感激励升高,激励β受体,提高心率。反之,下两图副交感神经随运动强度传入的增加而激励迅速减弱,M受体的弱激励使其对心率的抑制作用甚微;这样,交感激励使心率大幅度升高,与副交感弱激励产生的低心率抑制,二者相抵,运动强度增加,交感神经激励升高主导心率的神经调控,使心率迅速增加。静息状态,副交感神经的抑制功能起主要作用,使心率小于本征心率;运动状态,交感神经的激励起主要作用,升高心率,保证运动所需氧代谢。图中坐标轴所标数字,皆为相对值;响应函数的静息和运动状态下输入、激励和输出值,也是为了原理性示意目的的数值。

图3.5(a)是交感神经元响应函数正常($k=2$)、副交感神经元响应函数增益偏低($k=1$)的情况。静息状态时,与图3.4同样的神经传入水平,由于副交感神经响应函数增益低,故激励水平较低;交感神经激励不变;交感神经和副交感激励比约为0.2∶0.65,副交感神经的心率抑制仍然处于主导地位。但由于副交感神经的心率抑制能力已经偏低,使得静息心率偏高。运动状态下,交感神经响应函数增益正常,交感神经激励(约0.9)主导的心率加速,保持运动心率和氧代谢正常运行。然而,运动停止,副交感神经的低增益和低心率抑制能力,会导致心率恢复慢,运动风险增加。

图3.5(b)是交感神经元响应函数增益偏低($k=1$)、副交感神经响应函数增益正常($k=2$)的情况。静息状态时,同样的神经传入,副交感神经响应函数增益正常,激励水平正常;交感激励偏低。交感神经和副交感神经激励比约为0.17∶0.8,由副交感神经调控为主的静息心率变化甚微。运动状态,较低的交感神经响应函数增益,其激励输出也偏低(约0.72),此时,运动心率偏低,为运动所需的氧代谢能力不足,表现为运动能力缺失。

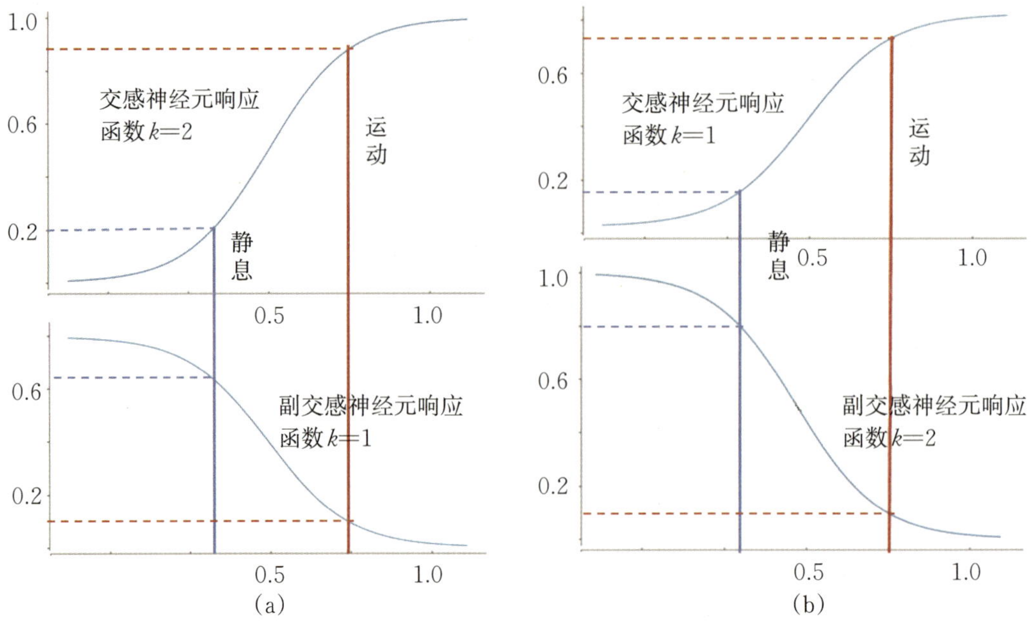

图3.5　副交感神经元响应函数增益偏低和交感神经元响应函数增益偏低两种情况下，静息和运动情景下的心率调控

相较图3.4的正常情况，(a)副交感神经元响应函数增益偏低($k=1$)的情况。静息状态时，同样的神经传入，副交感神经响应函数增益低，激励水平低；虽然交感激励不变，此时，交感神经和副交感激励比约为0.2∶0.65，静息心率偏高。运动状态，交感神经响应函数增益($k=2$)正常，由交感神经激励(约0.9)为主的运动心率也相对正常。(b)交感神经元响应函数增益偏低($k=1$)的情况。静息状态时，同样的神经传入，副交感神经响应函数增益正常($k=2$)，激励水平正常；交感激励偏低。交感神经和副交感神经激励比约为0.17∶0.8，由副交感神经调控为主的静息心率变化较小。运动状态，较低的交感神经响应函数增益，其激励输出也偏低(约0.72)，此时，运动心率也偏低。图中增益k和激励数值均为示意，非实测值。

3.3　运动试验中的交感神经、副交感神经调控参数定义和评测

产生如图3.3(a)所示的心肺运动试验程序为：静息3分钟、运动6分钟、停止运动静息3分钟。其中6分钟运动可以使用跑步机、功率车等运动器械，也可以步行(步行风险小，容易实施)。下面以步行试验为例，叙述运动试验技术、交感神经和副交感神经参数的定义和评测。

根据2.4节的自主神经心脏调控系统求解方法，我们需要设计试验，使之满足试验场景要求：运动前3分钟充分静息、以较为稳定的强度运动6分钟、停止运动静息3分钟。同时，使用医疗设备，在试验场景下，同时采集观测数据集$U=\{u_1, u_2, \cdots, u_N\}$和$Y=\{y_1, y_2, \cdots, y_N\}$，即运动强度和心率序列。

3.3.1 数字心肺步行试验

图3.6是数字心肺步行试验(digital cardiopulmonary walking test,DCWT)设备的组成示意图,由心电和运动信号实时采集设备、智能手机APP和医生工作站三个部分组成。

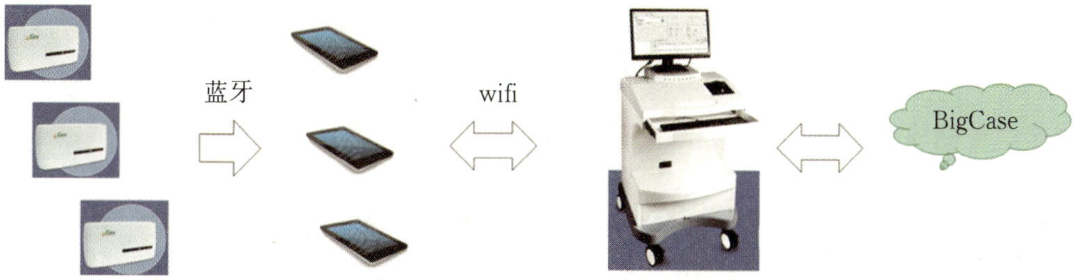

图3.6 数字心肺步行试验设备的组成示意图

自左向右,分别是心电和运动信号实时采集设备、智能手机APP、医生工作站和云服务器。

使用图3.6所示DCWT进行步行试验,有以下几步:

(1) 手机APP与医生工作站以wifi连接,从医生工作站下载试验任务和被试验者信息。

(2) 被试验者穿戴好心电记录器(DEG-A-S),并根据要求测量血压和血氧饱和度,熟悉注意事项和操作流程。

(3) 手机APP可以由被试验者或护士掌握。启动APP并联通心电记录器,可以看到显示的心电信号和运动信号。一切正常后在APP上启动步行试验。手机APP由护士掌握时,距离被试验者穿戴的心电记录器应该保持在10 m之内,以保证蓝牙连接不中断。

(4) 被试验者跟随APP的语音提示,完成试验流程中的每一步:试验开始,静息3分钟,并倒计时;步行开始,每分钟结束时,如果未发现心率异常,以语音鼓励,并报告还剩几分钟;步行结束,静息3分钟,并倒计时。

(5) 整个试验结束,APP将所有原始数据和处理结果上传至医生工作站。

为患者进行步行试验,需要参考并执行“6分钟步行试验指南”,需注意:

(1) 场地准备:长20～30 m的走道,在两头做标记,并把走道距离输入工作站软件。

(2) 抢救备用物品和应急:氧气、硝酸甘油、阿司匹林和除颤仪;将抢救车安放于适当位置,操作者熟练掌握心肺复苏技能,能够对紧急事件迅速做出反应。

(3) 患者准备:① 穿着舒适和适于行走的鞋子;② 携带其日常步行辅助工具(如手杖);③ 应继续服用常规药物;④ 清晨或午后测试前少许进食;⑤ 试验开始前2小时内避免剧烈活动。

图3.6所示DCWT采用单导DEG-A-S,内部包含三维加速度和陀螺仪,同步采集单导心电信号和三维加速度和陀螺仪信号,采样频率分别为300 Hz和50 Hz。单导DEG-A-S通过蓝牙实时上传数据至手机APP。APP对心电信号进行预处理、提取R波,检测心率异常;处理三维加速度和陀螺仪信号,根据信号幅度变化、步频和步长,计算步行速度。心电信号R波检测、运动信号步频和运动强度MET如图3.7所示。

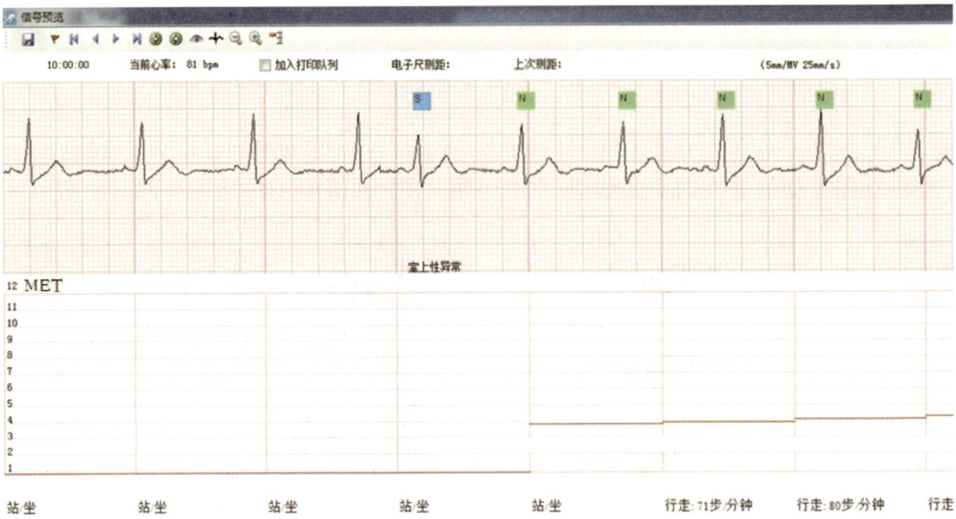

图 3.7　心电图和运动信号处理和显示

上图为心电图信号的R波检测和异常检测，下图为从加速度和陀螺仪信号检测步数和步长，并计算以代谢当量计的运动强度MET。

单导DEG-A-S的两个电极分别至于C5和与之对称的位置。为了减小步行时的运动干扰，使用弹力带予以固定。心电记录器中的运动传感器实时测量人体躯干的三维加速度和陀螺仪信号。为了保证运动测量精度，每一个设备的运动传感器都进行了严格的校准。在分析方法上，使用单节点运动信号分析步态时空参数和估值步长的方法，并通过深度学习，将步长估计精度提高到98%的水平。

运动强度用MET来表示，定义为运动时的代谢率与安静时的代谢率的比值。ACSM设计了用于计算走路、跑步、固定自行车、台阶的总氧气消耗量(Gross VO_2)的代谢当量公式。根据步态时空参数，计算出运动速度，并进而计算代谢当量：

总氧气消耗量＝3.5 ＋ 0.1×速度(m/min)＋ 1.8×速度×坡度百分比

（平路的坡度百分比为0%）

总代谢当量(Gross MET)＝总氧气消耗量÷3.5 mL/(kg • min)

净代谢当量(Net MET)＝总代谢当量－1 MET(静息代谢当量)

3.3.2　交感神经和副交感神经参数定义和计算

使用数字心肺步行试验设备，在规范化的3分钟静息—6分钟运动—3分钟静息试验程序中，实时采集心电和运动信号，经过处理获得运动强度和心率序列，现在使用第2章中的EM求解以自主神经心脏调控贝叶斯网络动态系统。其中，已经测量到的数据集为运动强度序列$U=\{u_1, u_2, \cdots, u_N\}$和心率序列$Y=\{y_1, y_2, \cdots, y_N\}$，待求的数据集为自主神经状态矢量集合$X=\{x_1, x_2, \cdots, x_N\}$，以及交感神经和副交感神经参数$\{k_{sym}$、$k_{par}$，$k_{rs}$、$k_{rp}$，$\tau_{sym}$、$\tau_{par}\}$。

根据以往运动试验情况，在设定运动试验程序的时候，我们认为从静息到运动、从运动到静息的状态的转换，需要3分钟时间。因此，我们把整个试验数据分成两个部分。

(1) 前面3分钟静息—3分钟运动，运动神经传入是运动强度的正向阶跃。其中对运动强度阶跃增加，交感神经的心率加速起主导作用。交感神经与副交感神经的激励比值从静息时的0.2∶0.8，迅速变化到0.9∶0.10。特别是，当运动心率超过本征心率并进一步增加的时候，心率的增加几乎只与交感神经的激励有关。如图3.1所示，虽然运动强度增加时心率的升高是交感神经加速和副交感神经抑制下降的综合效果，但整个过程的效果是心率随运动强度的增加而线性增加。它们犹如汽车的油门和刹车，油门是汽车加速的主要贡献者。我们可以将整个运动启动过程，等效为交感神经的心率加速功能。

(2) 后面的3分钟步行到3分钟静息，运动神经传入是运动强度的负向阶跃。由于运动强度迅速由高降为零，使交感神经激励迅速降低到静息时的低位，副交感神经激励回升到静息时的高位。副交感神经的心率抑制起主导作用。可以把运动停止时的心率恢复视为副交感神经的心率抑制效果。

分别对前6分钟和后6分钟，以运动强度序列 $U=\{u_1,u_2,\cdots,u_N\}$ 和心率序列 $Y=\{y_1,y_2,\cdots,y_N\}$，使用2.5节的最大期望算法(EM)，求解自主神经状态矢量集合 $X=\{x_1,x_2,\cdots,x_N\}$，以及交感神经和副交感神经参数 $\{k_{sym}、k_{par},k_{rs}、k_{rp},\tau_{sym}、\tau_{par}\}$。

由于交感神经响应函数增益 k_{sym} 与β受体响应函数增益 k_{rs} 是级联的，为了简化求解程序，假设二者相等。同样，假设副交感神经增益 k_{par} 等于M受体增益 k_{rp}。于是，我们求解得下述指标：

- 交感神经响应增益(sympathetic response gain, SRG) k_{sym}，也称“心应变响应”(chronotropic response, CR)。
- 交感神经响应时延(sympathetic response delay, SRD) τ_{sym}。
- 副交感神经抑制能力(parasympathetic inhibitory ability, PIA) k_{par}，也称“心应变抑制”(chronotropic inhibit, CI)。
- 副交感神经抑制时延(parasympathetic inhibitory delay, PID) τ_{par}。

3.3.3　运动能力系列指标(ECI)

由于采用的运动形式是步行，在试验报告中，引入下述指标：

1. 6分钟步行距离(6MWD)

国际公认的4级距离分级为Ⅰ≤300 m<Ⅱ≤375 m<Ⅲ≤450 m<Ⅳ。

在临床应用中，6MWD可以作为运动能力的数字度量，也可以作为肺移植、肺切除、肺减容术、肺的康复、COPD、肺循环高压、心力衰竭、PCI术后等疾病治疗前后的比较，及发病率和死亡率预测因子。

2. 心应变极限(CL)

心应变极限(chronotropic limit, CL)即心脏为应对运动所能达到的最大动态范围，也称心率储备(heart rate reserve)。CL是自主神经运动调控能力的数字度量。

$$CL=(HR_{max}-HR_{rest})/(HR_{PredM}-HR_{rest}) \tag{3.2}$$

其中，最大心率预测值HR_{PredM}，国际上通用(220－age)来计算。在心肺运动试验CPX中，要求被试者达到运动极限，此时的峰值心率HR_{max}达到极值，CL正常值在0.8～1.3。

在步行试验中，所达到的HR_{max}是最大步行努力所达到的最大心率。这要比CPX中达到极限运动时的CL要小，通常大于0.35就可以了。例如：一个60岁的正常人，6分钟步行500米。最大速度达到100米/分，运动当量3.86 METs。如果他的静息心率为75 bpm，步行中最大心率为110 bpm，他的CL＝(110－75)/(220－60－75)＝0.41。

心肺步行试验中的CL值，广泛用于预测心血管事件或用于疾病预后。

图3.8所示为典型的健康人数字心肺步行试验实时测量的运动强度代谢当量MET和心率曲线。分别对前6分钟和后6分钟，以运动强度序列$U=\{u_1,u_2,\cdots,u_N\}$和心率序列$Y=\{y_1,y_2,\cdots,y_N\}$，使用EM计算得交感神经和副交感神经参数。结合其他指标，生成报告的主页中的测量参数如表3.1所示，命名为“运动能力系列指标”(exercise capability indices，ECI)。

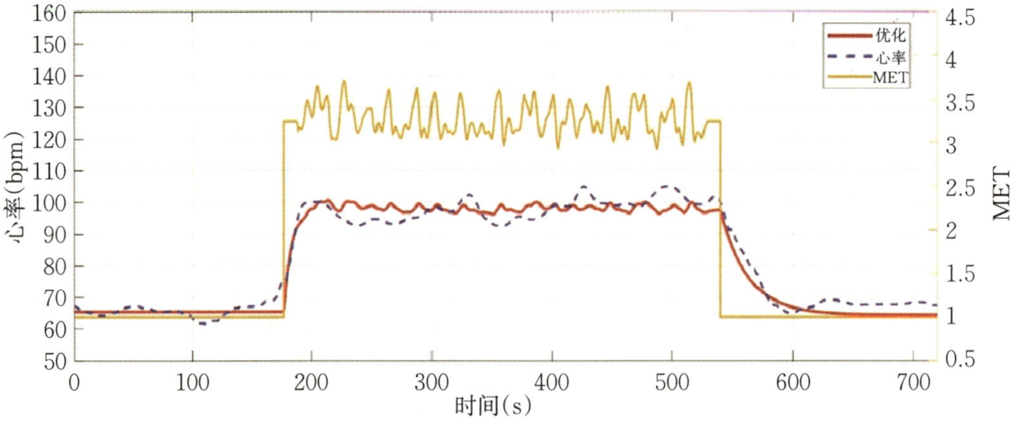

图3.8　典型的健康人数字心肺步行试验结果图示

黄色曲线和蓝色虚线是实际测量的运动强度代谢当量MET和心率。红色是最大期望EM算法终止时的拟合心率。

表3.1　运动能力系列指标(ECI)

指标名称	测量值	参考值
静息心率(HR_{rest})	103↑	60～80 bpm
静息血压(BP_{rest})		
最大心率(BP_{max})	124 bpm	
最大当量(MET_{max})	3.32 METs	
6分钟步行距离(6MWD)	436 m	Ⅰ≤300＜Ⅱ≤375＜Ⅲ≤450＜Ⅳ

续表

指　标　名　称	测 量 值	参 考 值
心应变极限(CL)	0.41	>0.35
交感神经响应增益(SRG)	4.46	～3～6
交感神经响应时延(SRD)	1.12	
副交感神经抑制能力(PIA)	3.58	$\geqslant 1$
副交感神经抑制时延(PID)	17.4	

3.4　运动能力系列指标的临床应用

下面我们讨论使用数字心肺步行试验测量ECI的实际临床应用案例。

3.4.1　高血压与自主神经失衡

2019年10月，中华医学会心血管病分会高血压学组发布《中青年高血压管理中国专家共识》。[13]该专家共识首先从病理生理学确认交感神经系统(SNS)激活(或称“交感过激”)是中青年高血压发病的重要机制。数据显示，40岁以下高血压患者有SNS激活证据者占64%，而在40岁及以上患者中这一比例仅23%。

著名的高血压专家、前欧洲心脏学会“高血压和心脏”工作组主席、意大利米兰比可卡大学Guido Grassi教授有一系列关于交感过激与高血压的论著。[14]他对63项共1216例患者的临床研究分析后得出结论：原发性高血压(EHT)是一种以交感神经持续过激为特征的疾病，过激程度与其临床严重程度成正比。在这些临床研究中，他使用微电极神经描记法测量肌肉交感神经活动(MSNA)。试验发现，轻度、中度和重度EHT患者的MSNA都显著大于阈值($P<0.001$)，并与临床血压和动态血压相关($r=0.67$和$r=0.83$，两者的$P<0.001$)。

近年来，自主神经失衡和交感神经过激在高血压中的作用引起人们极大的关注。其原因是：首先，自主神经失衡和交感神经过激一直伴随高血压的发生、发展，进而影响靶器官损伤；再者，明确了高血压发展各阶段自主神经异常及其所起的作用，可以精准地制定处方和治疗方法；同时，由于自主神经失衡，特别是交感神经过激在多种心血管疾病的发病率和死亡率方面具有不良预后作用，交感消融术等交感神经调节的非药物干预是一种重要的、有前景的治疗高血压方法。因此，理解和测定交感神经和副交感神经，可以更好地为高血压的预防、治疗和康复奠定生理病理学基础，提供数字依据。

表3.2、图3.9展示的是一个典型案例，被测者为男性，33岁。下图为数字步行试验中1分钟静息、6分钟步行、1分钟静息，共8分钟的以代谢当量计的运动强度曲线，以及相应的心

率变化曲线。下图是运动能力系列指标值。

表 3.2　运动能力系列指标 ECI

指　标　名　称	测 量 值	参 考 值
静息心率(RH_{rest})	81 ↑	60~80 bpm
静息血压(BP_{rest})	137/91 mmHg ↑	
运动最大心率(RP_{max})	148 bpm	
运动最大当量(MET_{max})	4.22 METs	
6 分钟步行距离(6MWD)	573 m	>450 m
心应变极限(CL)	0.72	>0.35
交感神经响应增益(SRG)	7.14 ↑	3~6
副交感神经抑制能力(PIA)	2.1	≤1

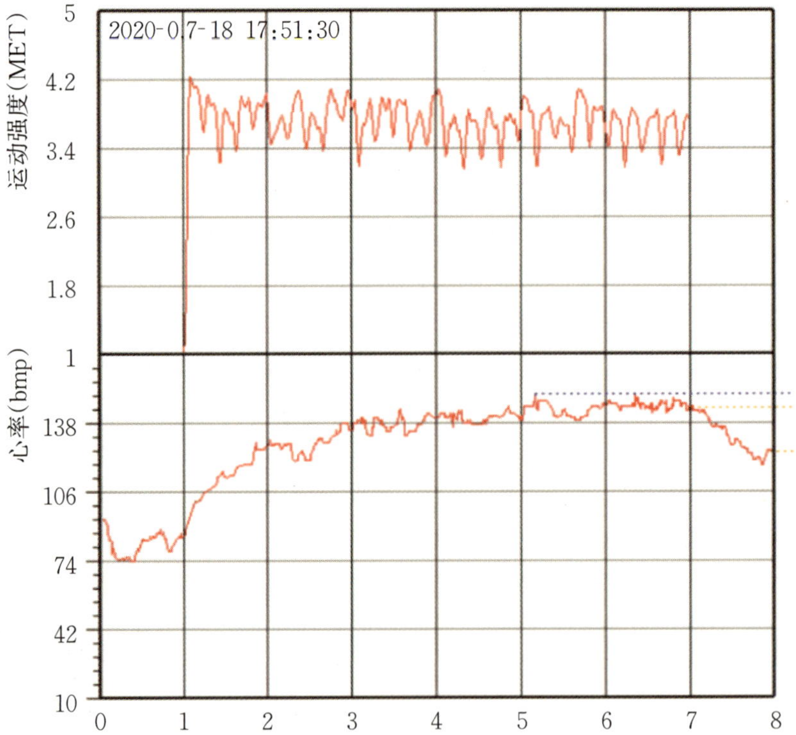

图 3.9　早期交感过激型高血压的典型案例

被测者的步行距离达 573 米，心应变极限 CL=0.72，远大于参考值 0.35，具有很强的运动能力；被测者的静息血压 137/91 mmHg，偏高；静息心率 81 bpm，稍高；交感神经响应增益 SRG=7，大于参考值 3~6，显示交感神经过激；副交感神经抑制能力 PIA=2.1，正常。可见，血压的升高并非副交感神经偏弱，而是交感神经过激，交感神经和副交感神经失衡所造成的。此例中，副交感神经正常，增强副交感来抑制血压并不合适。采用药物或非药物方法抑制交感神经的过激，是首选治疗方案。

表3.3、图3.10展示的是一位因高血压入院患者的案例，患者女性，56岁。患者6分钟步行距离436米，心应变极限CL=0.41，运动能力尚可。

表3.3　运动能力系列指标(ECI)

指　标　名　称	测 量 值	参 考 值
静息心率(RH_{rest})	103↑	60~80 bpm
静息血压(BP_{rest})	高血压入院	
运动最大心率(BP_{max})	124 bpm	
运动最大当量(MET_{max})	3.32 METs	
6分钟步行距离(6MWD)	436 m	>450 m
心应变极限(CL)	0.41	>0.35
交感神经响应增益(SRG)	3.16	3~6
副交感神经抑制能力(PIA)	0.6↓	≥1

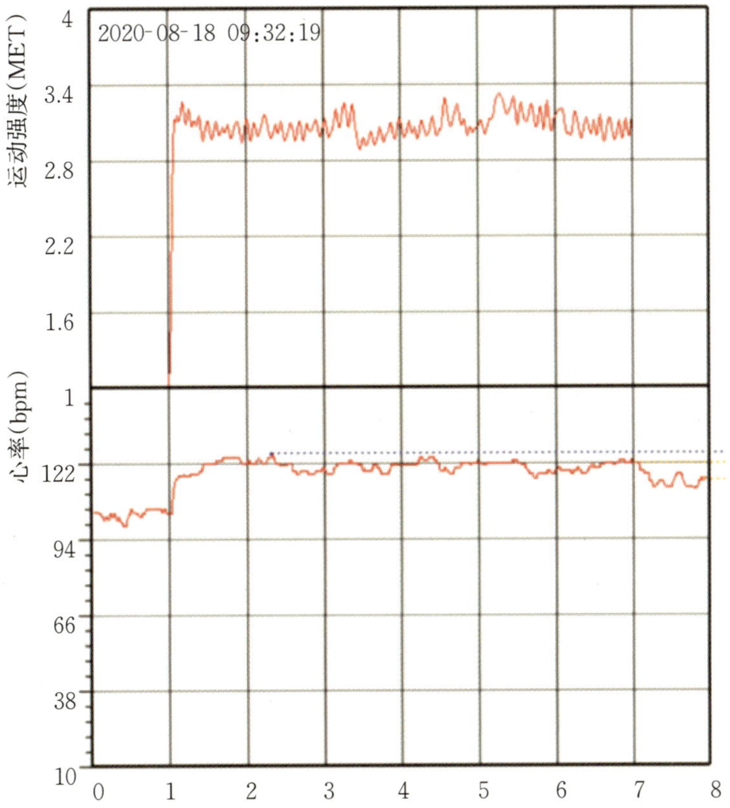

图3.10　长期高血压患者的案例

其高血压相关参数，静息心率103 bpm，交感神经响应增益SRG=3.16，在正常范围；副交感神经抑制能力PIA=0.6，偏低。可见，其高血压和高静息心率的原因并非交感神经过激，而是迷走神经太弱。

图3.11是正常人与高血压患者的运动能力和自主神经调控能力的对比图。图3.11(a)中大部分高血压患者运动能力尚可(6分钟步行距离大于450米，心应变极限CL大于3.5)，只有少部分高血压患者运动能力缺失，特别是伴发其他疾病者。

如图3.11(b)所示，高血压患者中，有交感神经过激者，但迷走神经缺失者占有很大比重。对于这部分患者，迷走神经增强是康复首选。

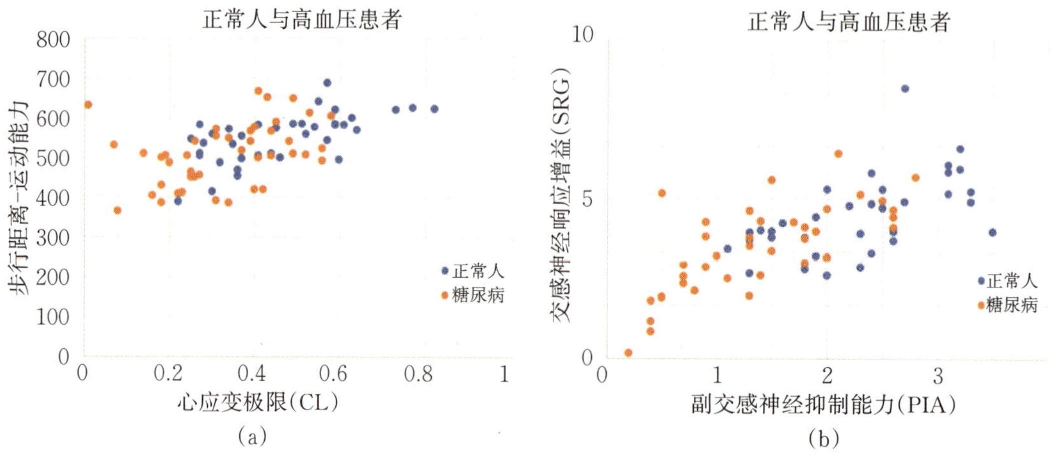

图3.11　正常人与高血压患者运动能力和自主神经调控能力的分布图

可见，采用数字心肺步行试验，通过运动能力系列指标，可以测定交感神经和副交感神经的调控能力，为高血压患者制定精准的治疗方案。

3.4.2　心衰的预后和管理

据欧洲心血管学会的大量研究证明[15]，自主神经失衡存在于慢性心衰患者中，失衡程度与心衰患者的风险呈正相关，其治疗和康复，也在自主神经失衡的改善上。

国际上使用减弱交感激活和/或改善迷走(副交感)神经张力来治疗慢性心衰，包括使用血管紧张素转换酶(ACE)抑制剂、血管紧张素受体阻滞剂、β-阻滞剂、交感神经消融、迷走神经刺激等。将自主神经系统作为心衰的靶向指标的临床意义在于：① 现有药物不能充分逆转心衰中的自主神经失衡；② 慢性心衰患者长期服药有副作用，患者的依从性差。

自主神经系统作为心衰诊断、预后的靶向指标，关键在于自主神经系统的数字评测技术。欧洲心血管学会心衰分会分析了现有自主神经评测方法，否定了心率变异性HRV的方法，理由是HRV并非自主神经的直接度量，它不能计入影响HRV的运动、心理、炎症等各种内部和外部因素。

中日友好医院中西医结合心脏内科开展的临床试验中[16]，纳入2020年6月—2021年11

月诊断为慢性心力衰竭、心功能(NYHAⅠ-Ⅲ级)的患者共30例,筛选出病历资料完整的患者23例,对照组纳入同年龄段未患任何心血管疾病的正常人23例。使用数字心肺步行试验,测量两组人员的ECI,对其中表示运动能力的两项指标——6分钟步行距离和心应变极限(CL),以及表示自主神经调控能力的两项指标——交感神经响应增益(SRG)和副交感神经抑制能力(PIA)进行统计分析和个例分析。

表3.4中心衰患者和正常人之间的ECI具有统计意义上的显著差异。6分钟步行距离和CL度量受试者的运动能力,相较正常人,心衰患者的CL严重下降(0.21±0.07与0.49±0.13,P=0.00),导致步行距离的缩短(401.3±62.7与544±38.3,P=0.00)。

表3.4　两组受试者基线资料和运动能力系列指标的比较

指　标　名　称	心衰患者(n=23)	正常人(n=23)	P值
性别(男/女)	22/1	10/13	0.00
年龄(岁)	51.4±14.5	48.9±13.1	0.53
身高(m)	1.72±0.08	1.65±0.08	0.05
体重(kg)	81.8±18.6	67.5±12.9	0.04
BMI(kg/m^2)	27.27±4.83	24.46±2.63	0.02
NT-proBNP(pg/mL)	2654.55±4212.2	46.0±34.8	0.01
超声心动图			
左室舒张末径(mm)	65.3±6.0	48.9±4.3	0.00
左室收缩末径(mm)	54.2±6.3	30.5±4.5	0.00
M型左室射血分数	34.0%±10.1%	67.2%±6.3%	0.00
右房横径(mm)	41.3±6.7	35.5±2.27	0.01
右室基底部横径(mm)	38.4±4.8	32.5±1.3	0.00
运动能力系列指标			
静息心率(RH_{rest})	81.3±8.4	78.7±7.9	0.48
6分钟步行距离(6MWD)	401.3±62.7	544±38.3	0.000
心应变极限(CL)	0.21±0.07	0.49±0.13	0.000
交感神经响应增益(SRG)	2.75±0.94	5.04±1.10	0.000
副交感神经抑制能力(PIA)	0.90±0.32	2.64±0.78	0.000

心衰患者运动能力的下降,是自主神经调控能力的下降所引起的。表示自主神经调控能力的交感神经响应增益和副交感神经抑制能力的数值,心衰患者相较正常人都有显著的下降,分别为:SRG 2.75±0.94与5.04±1.10,P=0.00;PIA 0.90±0.32与2.64±0.78,P=0.00。这表明,由于交感神经调控能力的下降,心衰患者的运动所引起的心率增加不够,供氧不足,运动受限;而在运动停止时,又由于副交感神经抑制能力低,存在运动风险。

图3.12是表3.4的可视化呈现。图(a)中6分钟步行距离是运动能力的直接度量,CL表征自主神经应对运动的调控能力范围。心衰患者的CL相较正常人要低(在步行试验中低于

0.35)，6分钟步行距离较短，只有少部分人达到4级。

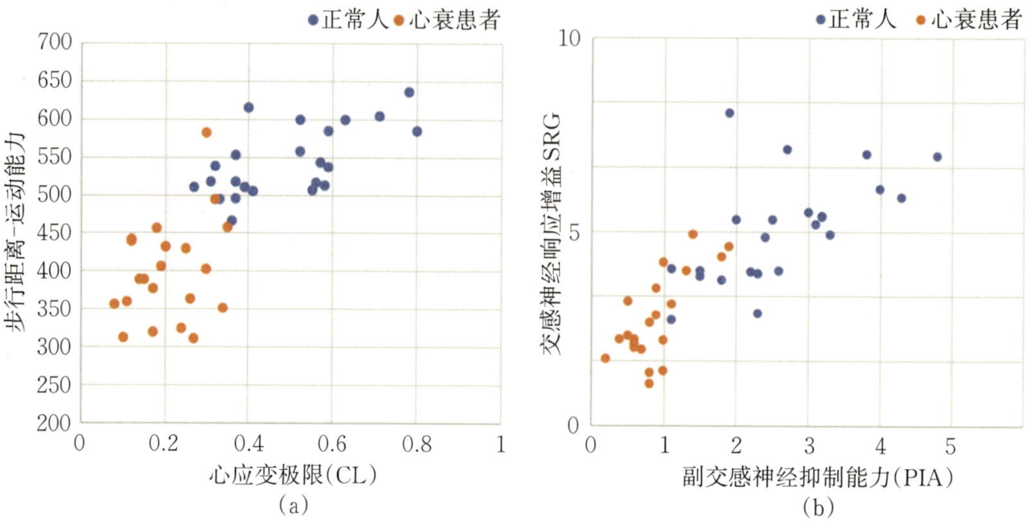

图3.12 正常人和心衰患者的运动能力系列指标的对比分布图

图3.12(b)中可以看出，SRG和PIA分界线(SRG=3，PIA=1)之下的心衰患者占主要部分，他们的交感神经和副交感神经调控能力都很弱。这就是说，一方面，由于交感神经调控能力弱，心脏供氧能力不够，从事运动和其他活动的能力差，心应变极限低，6分钟步行距离短；另一方面，由于副交感神经抑制能力弱，当需要从运动、活动、激动状态中平息下来时，也会遇到困难。

例如：典型心衰患者，男性，29岁，服用β受体阻滞剂，左心室射血分数41%，静息心率112 bpm，6分钟步行距离320米，CL=0.18，交感神经响应增益SRG=2.06，副交感神经抑制能力PIA=0.7。运动能力低下(可能药物影响，交感神经调控能力低所致)；迷走神经调控能力低下，导致静息心率居高，如表3.5、图3.13所示。

表3.5 运动能力系列指标(ECI)

指标名称	测量值	参考值
静息心率(RH_{rest})	112↑	60~80 bpm
静息血压(BP_{rest})	104/59 mmHg	
运动最大心率	125 bpm	
运动最大当量	3.26 METs	
6分钟步行距离(6MWD)	320 m	>450
心应变极限(CL)	0.18↓	>0.35
交感神经响应增益(SRG)	2.06↓	3~6
副交感神经抑制能力(PIA)	0.7↓	≥1

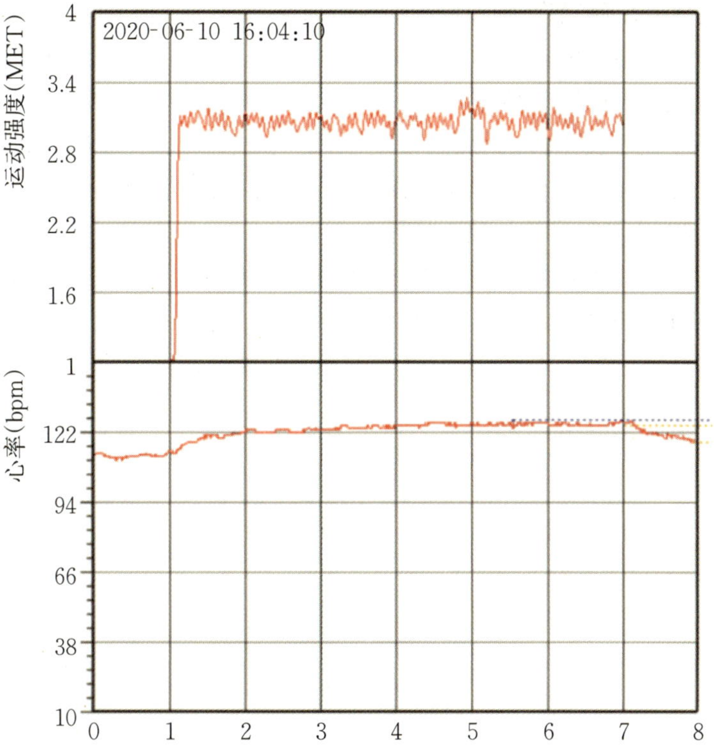

图3.13　典型心衰患者的运动能力系列指标

定量度量运动能力系列指标，是临床定量评估心衰患者的较为理想的方法。美国和捷克医学专家对712名心衰患者进行了8.2年的运动心率恢复与死亡率的跟踪研究。[17]他们将患者按照运动心率恢复值分成三组(<5，<9，≥10)，并非常好地预测了这三组患者的1年、5年、10年的死亡率。他们因此得出结论：运动心率恢复是心衰患者的非常好的预后指标。1分钟运动心率恢复是副交感神经抑制能力在1分钟内使心率下降的体现。心率恢复的测量在很多情况下会因为心率波动而不稳定。

3.4.3　糖尿病的评测和管理

如第1章图1.8中枢自主神经糖代谢系统调控[18]，餐后血糖升高激活胰岛素分泌。而胰岛素分泌直接通过激活肝胰岛素受体和间接通过抑制胰α细胞释放胰高血糖素，抑制葡萄糖的生成，刺激骨骼肌和脂肪组织摄取葡萄糖。消化系统中的糖和胰岛素平衡，通过感知神经元投射到NTS，将感觉信息传递到中枢神经系统。

中枢神经系统通过神经内分泌系统影响外周葡萄糖效应器功能，包括HPA轴和自主神经对压力刺激的反应，激活HPA轴导致肾上腺皮质分泌皮质醇，刺激肝脏产生葡萄糖。

自主神经的交感神经和副交感分支支配全身组织、影响血糖。交感激励释放神经递质NE，NE与肾上腺素能受体结合并激活胰岛细胞和肝细胞，抑制胰岛素分泌GSIS，增加胰岛胰高血糖素的释放，刺激肝脏葡萄糖生成增加。副交感神经激励分泌神经递质Ach，Ach与毒蕈碱胆碱能受体的结合，增加胰岛素和胰高血糖素，促进葡萄糖的摄取和储存。

由于运动能力系列指标是描述人体新陈代谢系统功能的重要定量指标，它对糖尿病诊断和预后方面有重要的临床价值。[19]美国科罗拉多大学对1341名糖尿患者进行研究[20]，发现心应变极限低下是不良事件的标志，并建议，使用心应变极限来对糖尿患者进行危险分类。希腊拉里萨大学医院对258个糖尿患者进行了3年多跟踪研究[21]，发现运动心率恢复参数的低下，是患者发生心脏事故的独立指标。

图3.14是中日友好医院中西医结合心内科对糖尿病患者进行心应变能力测试的结果。显然，糖尿病患者的运动能力偏低，如图3.14(a)所示。图3.14(b)也显示，糖尿病患者有部分交感过激，部分迷走神经功能偏弱，是造成血糖高和胰岛素抵抗的原因[22]。

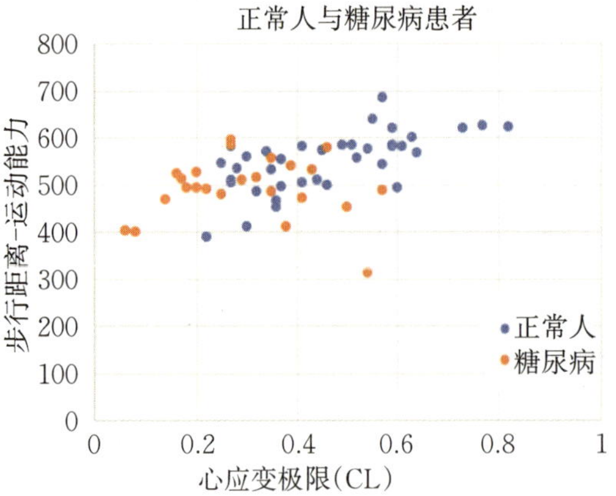

(a)

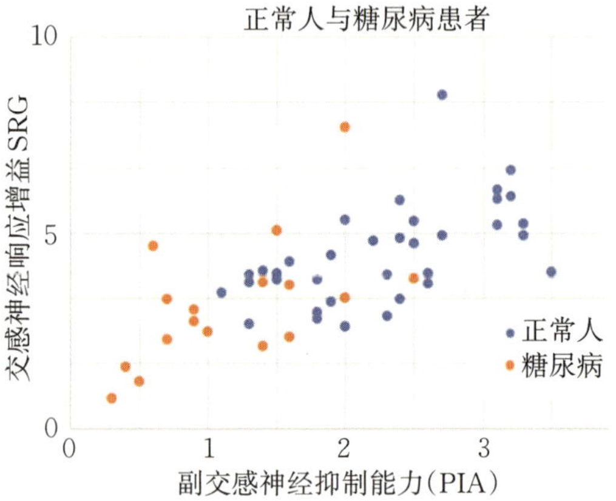

(b)

图3.14　正常人与糖尿病患者运动能力系列指标的对比

3.5　基于心肺步行试验的个性化运动处方与运动训练监测系统

运动康复已经成为国际医学界公认的有效康复手段。英国埃克塞特大学医学院调研了33个运动康复训练临床试验[23]，涉及4740个心衰患者。每个运动康复训练在6个月以上。统计结果为：运动康复1年以上可以降低死亡率，运动康复可以降低总体住院率和因心衰住院率，同时提高生活质量。

3.5.1　个性化运动处方和运动训练服务

在运动康复中，心应变能力的测试，对于运动康复处方的制定、运动康复监测、运动康复效果的评估，都具有关键作用。

图3.15是运动功能评测、运动处方和运动训练的自动引导和监测系统。该系统由案例

大数据智能管理(BigCase)将数字心肺步行试验(DCWT)、个性化运动训练引导和监测(CERMS)以及床边和居家运动康复助手CRA,与医生、家属、专业服务联系到一起,形成完整的医院、居家运动评估、处方、训练的全周期管理和服务系统。

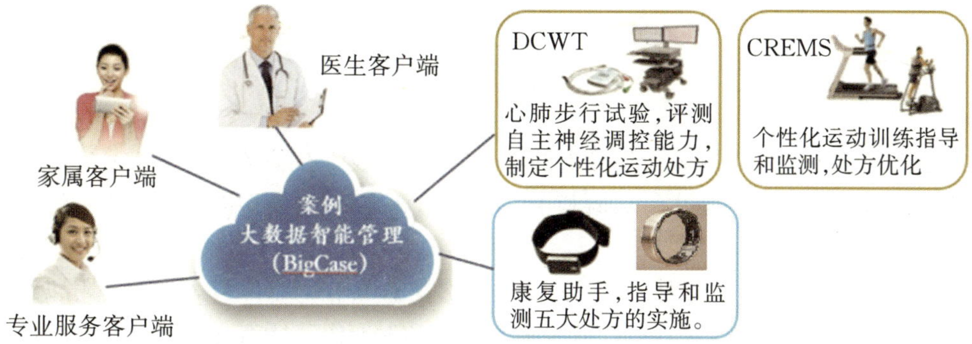

图3.15　运动功能评测、运动处方和运动训练的自动引导和监测系统

BigCase存储、组织和管理每一个患者的案例数据。在评估阶段,DCWT上传评测阶段的原始数据和运动能力系列指标ECI。BigCase根据患者的资料和ECI中的运动能力参数,静息心率、运动中最大心率(HR_{max})、最大运动当量(MET_{max})、交感神经响应增益(SRG),制订个性化运动处方。

这里,运动处方中的运动强度以靶心率表示。根据SRG可以推出单位运动当量引起的心率变化。因此,用靶向心率可以方便地换算和估计出该患者的运动强度,而不需要考虑他所采用的运动器械、运动类型。因此,我们在这里以靶心率表示运动处方中的运动强度。当使用不同的运动器械时,系统将根据SRG和设备特定的参数,自动设定运动训练的参数,如跑步机速度和坡度。

原则上,对于不同的患者,需要首先进行危险分层,然后根据危险层次和运动能力设定靶心率。根据中国心脏康复专业委员会的指南,对于冠心病和PCI术后患者,系统实现了危险分层和运动靶心率推荐、医生审核的一整套自动流程。

纵观国内外运动康复训练处方的设定,其基本原则都是,从轻微和小运动量开始,循序渐进,并没有精确的计算公式。

图3.15所示的运动功能评测、运动处方和运动训练的自动引导和监测系统,是一个从评估、处方、训练,到再评估和优化的全流程智能系统,覆盖了运动康复的院内、门诊和居家全周期。其核心点包括:

(1) DCWT提供患者运动能力和交感神经和副交感神经调控能力的数字指标,为患者的预后和精准康复提供数字证据。

(2) BigCase的案例推理为整个康复提供智能管理、监测、服务。

(3) 根据DCWT提供的ECI,推荐运动处方。例如,对于心衰和慢阻肺患者,运动强度可选择为6分钟步行最大运动当量的60%~70%。系统将会在分析运动训练进展时,循序渐进,优化运动处方。

(4) 提供运动训练的全过程监测，警示可能的异常。分析系列运动训练数据，根据BigCase中的典型案例，提出运动处方调整方案。

(5) 系统为医生、患者、家属、服务人员提供实时信息和报告，以便提高患者运动康复的依从性、持久性。

3.5.2 脑卒中患者的个性化运动康复

在南京医科大学励建安教授指导下的项目“物联网技术在脑卒中居家康复中的应用研究”，旨在研究使用数字心肺步行试验和个性化运动训练系统，对出院脑卒中患者进行居家康复的方法和效果。[24,25]

临床试验纳入2014年12月31日至2016年12月31日在南京医科大学第一附属医院康复中心的急性脑卒中出院后的患者，分为物联网组和对照组。所有入选患者都按照同样要求进行居家康复。物联网组患者佩戴穿戴式心电和运动传感设备和智能手机APP组成的康复助手，在个性化运动处方与运动训练监测系统支持下，按照DCWT设定的个性化运动处方，完成运动康复训练，医护人员通过医生客户端实时监测和指导康复。对3个月康复治疗前后两组患者的国际功能、残疾和健康分类(ICF)的分值以及运动能力进行比较分析。

经过3个月的康复训练，物联网组患者在13项ICF项运动功能和日常生活指标都有显著改善($P<0.05$)，对照组患者只在其中6项ICF指标上有显著改善($P<0.05$)。对两组患者康复前后两次ICF分值的总分差值进行比较分析，物联网组和对照组之间的差异具有显著性意义($P=0.019$)。物联网组患者3个月康复训练后6分钟步行试验距离、10米最大行走速度和3分钟起立-行走计时这三项测试结果均显著改善，P值分别为0.006、0.0046和0.043。相比之下，对照组患者未观察到显著改善。相对于对照组，物联网组在6分钟步行距离和10米行走速度优势显著，P值分别为0.0445和0.0026，而在3分钟起立-行走计时项目上未有显著提升优势。

可见，使用数字心肺运动试验和个性化运动训练系统的物联网技术有助于提高脑卒中出院后3个月康复训练的效果。

本章小结

运动健康一直是医疗健康界的重要领域。决定人体运动健康的是自主神经心肺调控系统的能力和稳定性，即运动开始后心肺能快速运转起来，提供足够的氧耗；运动停止后又有充分的“刹车”能力，能尽快回到静息状态，以免运动风险。

在第2章中的自主神经调控大模型的基础上，本章以DCWT为测量场景，提供了从静息到运动的运动强度正向阶跃，以及从运动到停止的运动强度负向阶跃，这两种简单且特殊的高强度运动信号，使得可以使用运动神经传入和心率调控测量信号序列，求解自主神经系统动态贝叶斯网络方程，获得ECI。其中包括SRG和PIA。

由于交感神经和副交感神经系统的失衡是高血压、心衰、心律失常、呼吸疾病、糖尿病和心理疾病的起因，ECI为这些疾病的精准施治提供数字证据和靶向指标。本章也提供了ECI的临床应用实例，包括高血压精准诊断、心衰的评测和康复、糖尿病的精准诊断和康复、脑卒中患者的居家康复。

ECI提供自主神经心肺运动调控能力和运动能力数字度量，可以为运动康复提供更为全面的生理病理证据支持。以DCWT为工具，BigCase为案例推理中心，可以提供运动评估、个性化处方制订、运动训练引导和监测、康复进程评估和优化的全流程运动康复智能管理，以及院内、门诊、居家康复全周期服务。

参考文献

[1] Balady G, Arena R, Sietsema K, et al. Clinician's guide to cardiopulmonary exercise testing in adults, a scientific statement from the American Heart Association[J]. Circulation, 2010,122(2):191-225.

[2] Guazzi M, Adams V, Halle M, et al. EACPR/AHA Scientific Statement. Clinical recommendations for cardiopulmonary exercise testing data assessment in specific patient populations[J]. Circulation, 2012, 33(23):2261-2274.

[3] Ats S. Guideline for the six-minute walk test[J].Am J Respir Crit Care Med, 2002, 166(1):15-24.

[4] Brubaker P H, Kitzman D W. Chronotropic incompetence causes, consequences, and management[J]. Circulation, 2011, 123:1010-1020.

[5] Lauer M S, Okin P M, Larson M G, et al. Impaired heart rate response to graded exercise prognostic implications of chronotropic incompetence in the Framingham Heart Study[J]. Circulation, 1996, 93(8): 1520-1526.

[6] Robbins M, Francis G, Pashkow F J, et al. Ventilatory and heart rate responses to exercise,better predictors of heart failure mortality than peak oxygen consumption[J]. Circulation, 1999, 100(24): 2411-2417.

[7] Oliveira J L M, Góes T J S , Santana T A, et al. Chronotropic incompetence and a higher frequency of myocardial ischemia in exercise echocardiography[J]. Cardiovascular Ultrasound, 2007, 5:38.

[8] Azarbal B, Hayes S W, Lewin H C, et al. The incremental prognostic value of percentage of heart rate reserve achieved over myocardial perfusion single-photon emission computed tomography in the prediction of cardiac death and all-cause mortality: superiority over 85% of maximal age-predicted heart rate[J]. J Am Coll Cardiol, 2004, 44(2):423-430.

[9] Arbit B, Azarbal B, Hayes S W, et al. Prognostic contribution of exercise capacity, heart rate recovery, chronotropic incompetence, and myocardial perfusion single-photon emission computerized tomography in the prediction of cardiac death and all-cause mortality[J]. Am J Cardiol, 2015, 116(11): 1678-1684.

[10] White D W,Raven P B. Autonomic neural control of heart rate during dynamic exercise: revisited[J]. J Physiol, 2014, 592(12): 2491-2500.

[11] Michael S, Graham K S, Davis G M. Cardiac autonomic responses during exercise and post-exercise recovery using heart rate variability and systolic time intervals-A review[J]. Front Physiol, 2017, 8: 301.

[12] Coote J H. Recovery of heart rate following intense dynamic exercise[J]. Exp Physiol, 2010, 95(3): 431-440.

[13] 刘靖，卢新政，陈鲁原，等. 中国中青年高血压管理专家共识[J]. 中华高血压杂志，2020, 28(4): 316-324.

[14] Grassi G, Pisano A, Bolignano D, et al. Sympathetic nerve traffic activation in essential hypertension and its correlates[J]. Hypertension, 2018, 72(2): 483-491.

[15] van Bilsen M, Patel H C, Bauersachs J, et al. The autonomic nervous system as a therapeutic target in heart failure: a scientific position statement from the Translational Research Committee of the Heart Failure Association of the European Society of Cardiology [J]. European Journal of Heart Failure, 2017, 19(11): 1361-1378.

[16] 冯丽娜，张仕宇，杨天祎，等. 数字心肺步行试验评估慢性心力衰竭患者心脏自主神经功能的研究[C]. 第33届长城心脏病学大会，2022.

[17] Kubrychtova V, Olson T P, Bailey K R, et al. Heart rate recovery and prognosis in heart failure patients[J]. Eur J Appl Physiol, 2009, 105(1): 37-45.

[18] Mirzadeh Z, Faber C L, Schwartz M W. Central nervous system control of glucose homeostasis: A therapeutic target for type 2 diabetes?[J]. Annu Rev Pharmacol Toxicol, 2022, 62: 55-84.

[19] Keytsman C, Dendale P, Hansen D. Chronotropic incompetence during exercise in type 2 diabetes: Aetiology, assessment methodology, prognostic impact and therapy[J]. Sports Med, 2015, 45(7): 985-995.

[20] Ho P M, Maddox T M, Ross C, et al. Impaired chronotropic response to exercise stress testing in patients with diabetes predicts future cardiovascular events[J]. Diabetes Care, 2008, 31(8): 1531-1533.

[21] Georgoulias P. Long-term prognostic value of heart-rate recovery after treadmill testing in patients with diabetes mellitus[J]. Journal of Cardiology, 2009, 134(1): 67-74.

[22] Pan T, Li L, Wei Q, et al. Endovascular celiac denervation for glycemic control in patients with type 2 diabetes mellitus[J]. J Vasc Interv Radiol, 2021, 32(11): 1519-1528.

[23] Taylor R S, Sagar V A, Davies E J, et al. Exercise-based rehabilitation for heart failure[J]. Cochrane Database Syst Rev, 2014, 4: CD003331.

[24] 王晓青. 物联网技术在脑卒中居家康复中的应用研究[D]. 南京：南京医科大学，2017.

[25] Wu J K, Li J N, Seely A, et al. Chronotropic competence indices extracted from wearable sensors for cardiovascular diseases management[J]. Sensors (Basel), 2017, 17(11): 2441.

第4章　心肺呼吸试验与心理健康

心肺系统将由肺吸进的氧融入血液，输送到各组织和器官，保证人体各种活动的正常进行。科学地评估心肺功能是诊断、治疗、康复、保健的前提。

心肺系统的神经回路和控制是心肺健康和疾病的中心[1]，神经系统调节涉及所有已知的心肺生理的方方面面。传入神经信号源自心肺，并在各级神经轴“加工”，通过交感神经和副交感神经形成传出，调控心脏和气道。心肺损伤后，主要以交感神经过度兴奋和副交感神经衰弱为特征的系统改变，导致心衰、心律失常、阻塞性肺炎等心脏疾病和呼吸系统疾病。

心肺系统中的生理现象“呼吸窦性心律不齐”(respiration sinus arrhythmia，RSA)是自主神经调控下心肺交互的集中体现。呼吸作为神经传入，经交感神经和副交感神经的心率调控，出现吸气时心跳加快，使吸入的氧快速向全身传送；呼气时心率下降，通过抑制呼气时不必要的心跳和灌注退潮时无效的通气来降低能量消耗。

大量的研究也表明，RSA的幅度与迷走神经张力正相关。这也是可以理解的：迷走神经在感受呼吸节律和幅度，传入NTS，以及通过疑核接受控制信号，调节心率，起着关键的、主导性的作用。

Porges教授提出多迷走神经理论，认为RSA是心理健康和行为控制的表征，并从生理学和生物进化做了比较全面的论述。虽然对此有一些不同意见，但临床试验表明，RSA幅度大，EEG Alpha和Theta功率表示的中枢神经水平高，fMRI图像中大脑皮层和皮层下的活性显著增强，实际效果是心情舒畅、焦虑和抑郁减缓。

第3章中，我们使用自主神经心脏调控大模型，使用运动试验场景，建立神经传入为运动强度正向阶跃(运动开始)和负向阶跃(运动停止)时的生理学模型、信号系统模型以及贝叶斯网络动态系统求解模型，从而在规范的运动试验中，采集运动和心率信号，定义和求解SRG和PIA等指标。

本章将继续在第2章中自主神经心脏调控大模型的基础上，讨论呼吸试验场景下，呼吸信号作为神经传入，形成心肺同步和谐振的现象，并进一步导出心肺谐振系列指标(cardiopulmonary resonance indices，CRI)。

心肺呼吸试验(cardiopulmonary respiration test，CPRT)规范了心肺呼吸试验标准流程：自由呼吸和每分钟12次、9次、6次的节律呼吸各5分钟的标准试验流程；随着节律呼吸频率从高到低，找到接近心肺谐振、氧代谢效率最高的状态，即RSA的最大值，满足心肺氧代谢功能和自主神经心肺调控功能测试条件。

针对CPRT和RSA，我们将讨论自主神经心肺调控的生理学模型，给出RSA与心理健康和行为控制高度相关的生理学原理。

当然，建立RSA的信号系统模型，测量和计算心肺谐振系列指标（CRI）也是本章的重要内容。CRI包含自由呼吸和节律呼吸状态下RSA的数字度量、达到心肺谐振的程度、度量迷走神经张力的谐振幅度、度量压力和炎症的谐振因子。自主神经系统的失衡、迷走神经张力的不足，是高血压、心衰、心律失常、呼吸疾病、糖尿病和心理疾病的起因，CRI为这些疾病的精准施治和康复提供数字证据和靶向指标。

CPRT同时提供个性化节律深呼吸处方和节律深呼吸训练的引导与监测。以BigCase为互联网服务中心，实现CPRT的心肺功能评估、个性化节律深呼吸处方制定、节律深呼吸训练引导和监测、康复进程评估和优化的全流程迷走神经评测与增强康复的智能管理，以及院内、门诊、居家康复全周期服务。

最后，本章也简述了CPRT及CRI在心理健康评估和干预、高血压和心脏病康复等临床应用的案例。

从适宜性来说，一方面，呼吸乃是人们日常生活之自然，心肺呼吸试验和节律深呼吸训练没有风险，适合各种人群；另一方面，心肺呼吸试验和节律深呼吸训练采用数字智能技术，提供全程语音和音乐指导、全数字指标，设备智能，无需校准，适合医院和家庭使用。

4.1 RSA的生理学模型、迷走神经和心理健康

图4.1所示是神经内分泌免疫系统的调控回路示意图，与图1.9的神经内分泌免疫系统与炎症反应示意图一样，只是加入了由边缘系统（limbic system）传入的心理压力，以及由感受器传入的呼吸信号。这样，来自感受器的呼吸信号、来自边缘系统的心理压力和由迷走传入的免疫系统的炎症因子等神经传入信号，由下丘脑综合，驱动交感神经、副交感神经和下丘脑-垂体-肾上腺轴，实施对各器官和内分泌免疫系统的调控。

压力或炎症因子信号的神经传入，导致交感神经激励、HPA激素分泌，神经内分泌免疫系统的平衡被打乱：交感神经激励和迷走神经抑制所产生的递质的增加，通过心脏的窦房结受体，使心率加快；进入肝脏，则增加葡萄糖生成，血糖升高。改变这一过激状态，需要迷走神经发挥其抑制作用，令系统重新回到平衡状态。

另一方面，呼吸信号的传入，特别是节律深呼吸信号传入后，经交感神经和副交感神经调控，引起心肺谐振，疏通心肺及相关的神经内分泌回路，降低压力和炎症的影响。

在整个神经内分泌免疫系统中，迷走神经在人体生理和心理平衡中起核心作用。大量的研究证明，高血压、心衰、糖尿病、疼痛、抑郁、睡眠障碍等生理和心理疾病大都与迷走神经张力不足有关。因此，迷走神经是这些疾病的靶向指标和干预途径。

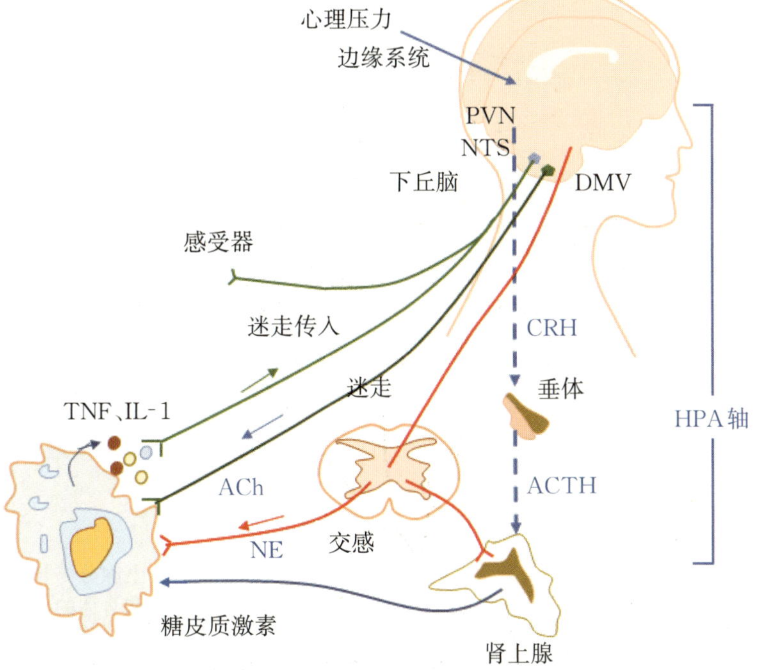

图4.1　神经内分泌免疫系统的传入和传出调控回路

心理压力通过大脑边缘系统传入，通过下丘脑旁核（PVN），促进HPA轴释放促肾上腺皮质释放激素（CRH），增加垂体前叶促肾上腺皮质激素（ACTH）的分泌，ACTH的循环激活位于肾上腺皮质受体，刺激糖皮质激素（GCs）的合成和释放进入血液；压力传入也经过下丘脑激励交感神经；过量的神经激励和激素都是神经内分泌免疫系统失衡的表征，短期造成心跳加快、血糖升高。

呼吸产生的压力和血氧的变化经压力感受器和化学感受器传入，经下丘脑疑核，通过迷走神经和交感神经，调控心脏窦房结心率。在节律深呼吸情况下，引起心肺谐振，疏通心肺及相关的神经内分泌回路，降低压力和炎症的影响。

4.1.1　多层迷走神经理论

Porges教授提出多层迷走神经理论（polyvagal theory）[2]，认为迷走神经除了在保持人体神经内分泌免疫系统的平衡外，更为重要的是，它调控人的心理和行为。

图4.2是多层迷走神经调控的示意图。[3]迷走神经在神经传入通路和以乙酰胆碱为递质的调控的整个调控回路中，都扮演关键角色。迷走神经进一步分成两类：一类背侧运动核（DMN）介导的背侧迷走神经（DVC）。它无髓，不含呼吸节律，是爬行动物也具有的一类低级迷走神经。另一类是由腹侧疑核NA介导的腹侧迷走神经（VVC）。它有髓，且含呼吸节律。由它传出的递质作用到窦房结上产生的心率变化，是“呼吸窦性心律不齐”的主要贡献者。

根据多层迷走神经理论，起源于疑核NA的腹侧迷走神经是呼吸系统与心血管系统交互生理现象RSA的神经源动力。反过来，可以通过评估RSA来持续监测腹侧迷走神经的状态，RSA是“聪明”迷走神经的一个指数。

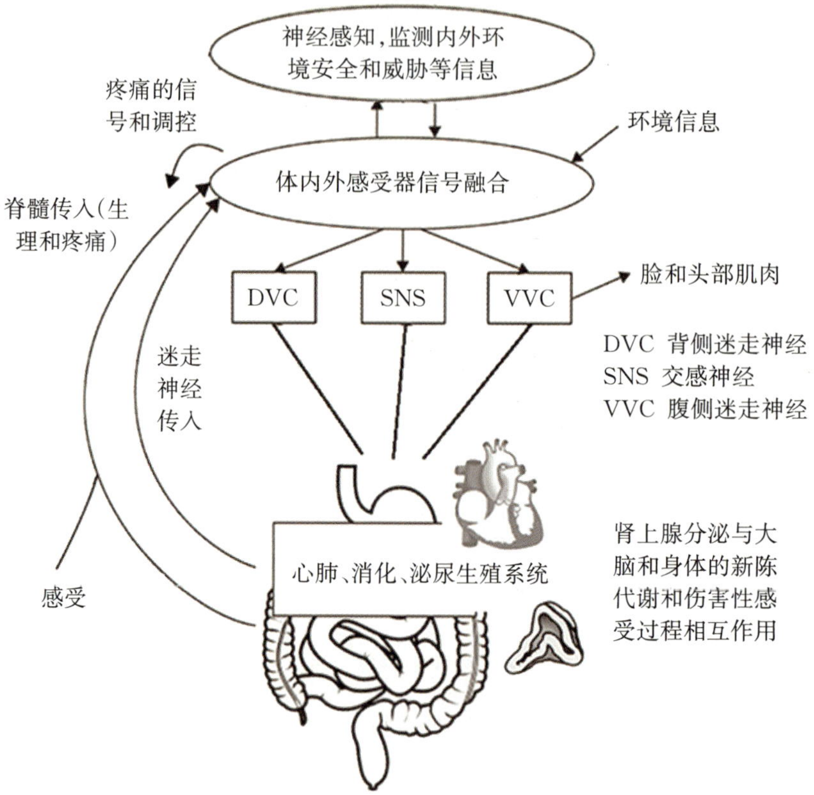

图4.2　多层迷走神经心率调控示意图

Porges认为，腹侧迷走神经是“聪明”的，只有高级哺乳动物和人类才有，它是高级行为的神经基础。从生物进化和幼儿发育中可以观察到腹侧迷走神经的发展和发育过程。

Porges的多层迷走神经理论也引发了RSA神经基质的研究。大部分研究将RSA与前额叶皮层（prefrontal cortex，PFC）的功能联系在一起，脑干核被标记为从PFC到心脏的传出神经交通的共同通路。根据这一观点，在许多精神病理形式中被观察到的低RSA和情绪失调，是情感反应的自上而下PFC调节不足引起的。

4.1.2　心理与心脏高度相关——英国Whitehall项目

与美国的Framingham心脏研究项目类似，英国的Whitehall项目研究生理和心理疾病及死亡率与社会经济差异的关系。[4]其第二阶段研究Whitehall Ⅱ的目标人群是1985—1988年间在伦敦办事处工作的年龄在35～55岁范围的公务员。样本量为10308人，其中3413名女性和6895名男性。

具有里程碑意义的Whitehall项目研究数据显示，社会压力与代谢和心血管健康之间存在密切关系。在急性心肌梗死（AMI）风险人群中，抑郁症的患病率非常高，约1/5接受导管诊断和血管造影检查的患者患有重度抑郁症。

AMI后并发MDD的情况众所周知，并且与生活质量恶化、死亡率和再住院率升高有关。高达25%的患者在AMI后出现抑郁，是普通人群的2～4倍。但AMI后诱发的抑郁似乎也会加剧心脏凋亡、死亡以及组织重构。

心理压力和抑郁与患冠心病的风险增加有关，反之，对生活的满意度是否会影响心脏健康？

哈佛公共卫生学院的学者对Whitehall项目中7956名健康人进行了5年跟踪研究[5]，调查工作和家庭等七个生活领域的满意度与冠状动脉危险因素之间的关系。结果表明，各生活领域平均满意度与低冠心病风险相关（冠心病的风险比：0.87；95%置信区间：0.78～0.98）；低冠心病风险与工作、家庭、性生活和自我感觉的满意度高度相关，但与异性关系、休闲活动或生活水平的关系不明显。

4.1.3　心理心脏耦合的生理学模型

抑郁症和慢性心脏病具有相同的神经系统网络和生理机制，有人称之为"心理-免疫-神经内分泌"（psycho-immune-neuroendocrine，PINE）网络[6]，也即由自主神经系统、免疫系统、内分泌系统以及中枢神经系统组成的神经网络，如图4.3所示。冠心病和抑郁症之间存在高度的双向联系，共同的机制因素，使每一种的病理结果都会对另一种产生正反馈。例如，抑郁症通过PINE机制产生心功能障碍：一方面抑郁的行为改变导致缺乏活动，进而促进肥胖、血脂异常、2型糖尿病和高血压，而相关的社会隔离进一步加剧了冠心病的风险和死亡率。另一方面，抑郁症造成PINE网络失衡，从生理上增加血脂异常、2型糖尿病和高血压的风险，从而增加冠心病的风险。反之亦然，冠心病、糖尿病通过PINE网络，导致或加重MDD。

"心理-心脏耦合"涉及神经内分泌免疫系统调控。抑郁导致交感神经过度激励、迷走神经欠激励、下丘脑-垂体-肾上腺轴和免疫-炎症系统异常。具体如下：

HPA轴：① 下丘脑促肾上腺皮质激素释放激素和垂体前叶促肾上腺皮质激素释放，促使肾上腺糖皮质激素（如皮质醇）分泌升高；② 下丘脑促性腺激素释放激素（GnRH）和垂体促性腺激素（LS，FSH）分泌下降，抑制性腺激素（睾酮，雌激素）的产生；③ 减少垂体促甲状腺激素（TSH）和生长激素（GH）的分泌，分别抑制甲状腺素（T4）和循环三碘甲状腺原氨酸（T3）水平，以及肝脏胰岛素样生长因子-1（IGF-1）的释放。

迷走神经活动直接影响心脏，并通过胆碱能抗炎反射，抑制巨噬细胞/炎症细胞因子的产生，改变应激反应/重构。

交感神经活动也直接影响心脏，同时影响炎症细胞的细胞因子/P物质释放、B细胞抗体产生和表达胆碱乙酰转移酶的T细胞的ACh释放。

细胞因子/炎症反过来通过迷走神经和感受传入纤维向中枢神经系统发出信号。皮质醇、儿茶酚胺产生的代谢变化包括胰岛素抵抗、高血糖、脂肪分解和循环游离脂肪酸（FFAs）升高；增加心肌梗死、细胞凋亡、炎症和纤维化、动脉粥样硬化的风险。

这样，PINE网络通过两个调控通路——交感神经、副交感神经调控和HPA激素调控，完成心理和心脏的耦合。

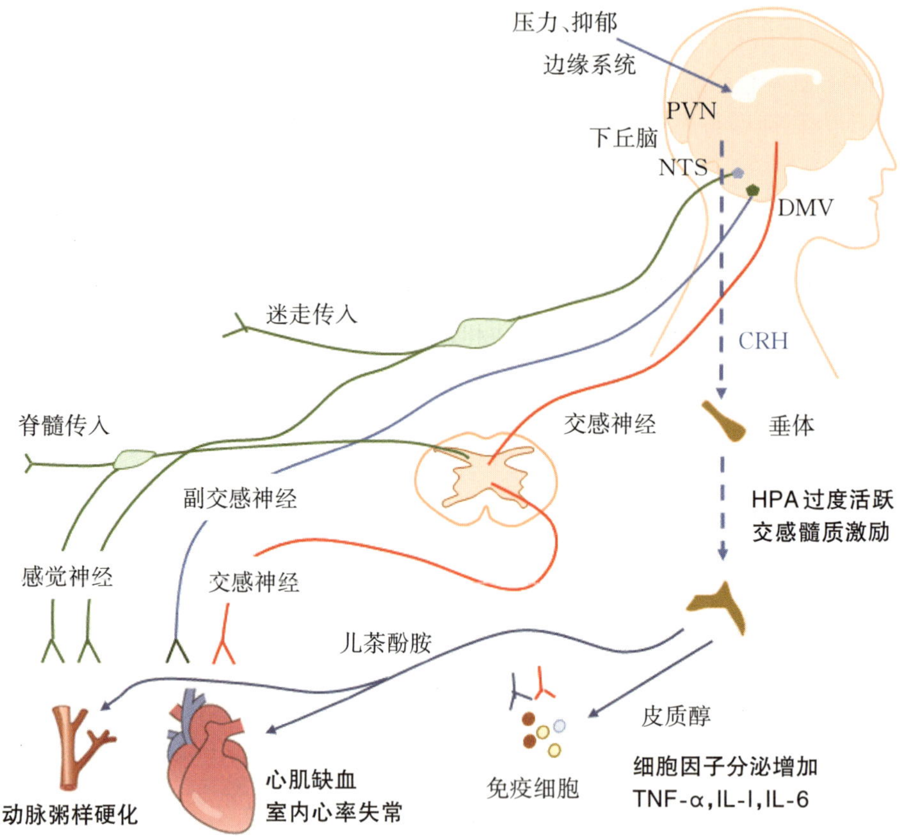

图4.3　神经内分泌免疫系统网络**PINE**、精神压力和抑郁慢性应激模型

PINE通过神经调控回路和HPA激素调控将心理和心血管联系在一起。心理压力/抑郁通过大脑边缘系统传入，同时引起神经和HPA的失衡和过激。假以时日，引起神经和激素系统的重构和目标器官病变，免疫细胞因子增殖，心脏心肌缺血、心律失常，血管动脉粥样硬化。反之亦然，心血管疾病通过迷走神经传入，影响神经和激素调控系统的稳态，改变中枢边缘系统的状态，加重压力和抑郁。

压力和抑郁通过边缘系统传入，分别刺激HPA的激素分泌和交感神经的激励，导致这两个调控回路的失衡。短时间失衡造成心率升高、血糖增加；长时间失衡造成神经系统和HPA系统重构，心脏和消化系统等目标器官病变。反之，心脏病和糖尿病通过迷走神经通道，传入中枢，改变神经调控和HPA调控回路的异常，影响边缘系统，加重心理压力和抑郁。

当然，心情愉悦，也会通过改善PINE系统的稳态，并通过神经和HPA通路的耦合，促进心脏病和糖尿病的康复。

神经调控系统的信号是动作电位，通过神经纤维传输，速率高，调控速度快。反之，HPA的调控是通过激素进行的，其传输速度慢，调控时间延迟较长，观察不到心理的即时反应。

4.1.4 呼吸信号影响中枢神经的多个区域

压力和抑郁,通过边缘系统形成并传入,分别刺激HPA的激素分泌和交感神经的激励,导致这两个调控回路的失衡。

与此同时,第2章讨论到的中枢自主神经调控网络中的功能区域和调控回路中存在的振荡现象,以及Porges的多层迷走神经理论相关研究,将RSA与PFC、海马体、杏仁核的神经功能联系在一起。这就是说,呼吸信号,特别是节律深呼吸信号的传入,会作为基础的超低频信号,进入心脏调控回路调控心率,产生RSA的同时,也传入中枢的前额叶皮层、海马体、杏仁核等区域,形成对这些功能区域的振荡波的调制。在前额叶皮层,检测到的被呼吸信号调制的局部场电位(LFP),被称为前额叶呼吸节律(PRR),频率在4 Hz附近,与记忆、焦虑等神经活动相关。它也有效调节前额叶伽马节律,影响记忆和认知。这表明,呼吸信号传入前额叶皮层区域,参与调制该区域的神经活动,形成的谐振现象,可以有效抑制焦虑,增强记忆。

4.2 心肺呼吸试验及其信号系统模型

综上所述,评测迷走神经的途径是实现RSA的精准评测。从神经生理学出发,压力、炎症等和呼吸一起作为神经传入,通过下丘脑,进入交感神经和副交感神经对窦房结的调控,形成心率变异。因此,心率变异是由多种神经传入因素造成的,要达到RSA的精准测量,必须同时测量呼吸和因呼吸产生的心率变异。

4.2.1 心肺呼吸试验

根据第2章中阐述的自主神经心脏调控大模型,为了同时测量呼吸信号和由于呼吸作为神经传入而产生的心率变化,我们设计了CPRT场景:被测者处于静息状态,进行4个阶段的呼吸各5分钟,共20分钟:自由呼吸和每分钟12次、9次、6次的节律呼吸。使用4个阶段的呼吸试验,是要测试被测者的呼吸能力,以及达到心肺谐振的呼吸频率。例如,有些慢阻肺患者不具备慢呼吸能力,能达到每分钟9次已经不易。

图4.4是心肺呼吸试验设备示意图。它主要由穿戴式微型心电和呼吸信号采集设备(DEG-B-S)、患者终端(智能手机APP)、医生工作站、BigCase组成。

CPRT系统包括心肺呼吸试验功能评估和节律深呼吸训练引导与监测两部分。整个流程如下:

(1) 在医生工作站注册被测者信息。告诉被测者心肺呼吸试验的步骤,要求其放松心情,根据语音引导的节律,以鼻吸嘴呼的方式,进行节律呼吸。

(2) 根据被测者身体情况和评测目的,选择心肺试验阶段。系统提供4种呼吸测量阶段：自由呼吸和每分钟12次、9次、6次的节律呼吸各5分钟。选择全部或其中1到3个阶段。

(3) 患者端APP同步医生工作站被测者数据，被测者穿戴心电和呼吸信号采集设备。

(4) 被测者启动患者端APP的心肺呼吸试验功能。根据医生选定的试验阶段，跟随APP的语音提示和音乐，被测者端坐静息，进行相应的自由呼吸和节律呼吸，直到完成全部选定的呼吸试验阶段。

(5) APP自动上传试验数据至医生工作站。工作站处理和分析数据，生成试验报告以及个性化节律深呼吸处方，并将所有数据上传至BigCase。BigCase保存所有患者的呼吸试验数据，以及个性化节律深呼吸训练处方和数据，形成完整的案例。

(6) 个性化节律深呼吸训练。患者佩戴心电和呼吸信号采集设备，使用相应的节律深呼吸训练APP，连接BigCase，同步患者个性化处方。APP即根据处方，以语音和音乐提示，引导患者进行节律深呼吸训练。并在训练过程中，实时显示患者节律深呼吸训练的得分。该得分是RSA数字度量的100分制分数。完成训练后APP自动上传数据，需要时下载训练报告。

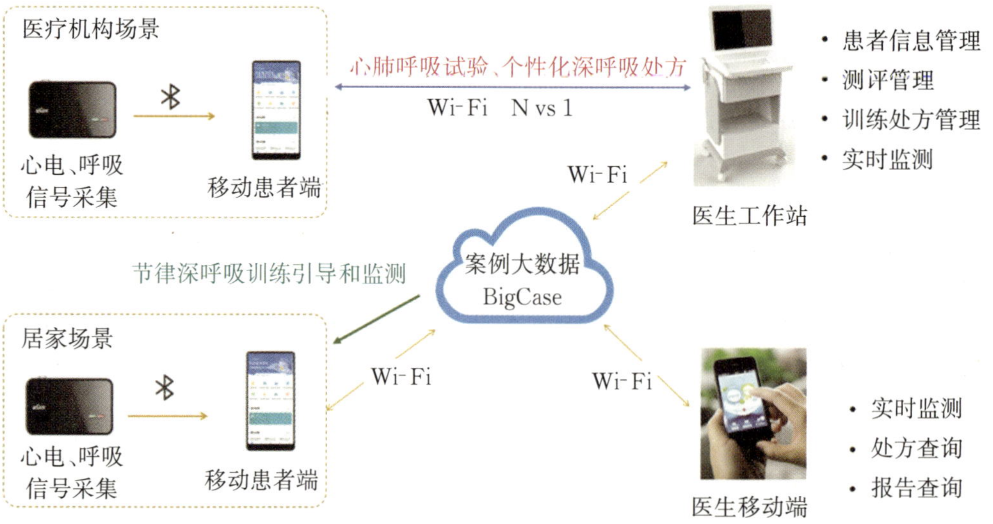

图4.4 心肺呼吸试验设备示意图

在呼吸试验的自由呼吸阶段，多种神经传入因素同时存在，相较其他分量，呼吸并不很显著，心率变异中的RSA分量也不显著。这时，需要同时测量呼吸信号和心电信号，从心电信号的心率变异(HRV)中分离出由呼吸引起的心率变化分量，才能完成RSA的评测。

即使在节律深呼吸阶段，也存在被测者没有跟上呼吸试验APP语音引导节奏，呼吸频率稳定度不够的情况，由此产生的心率变异中也存在相当分量的由其他因素产生的心率变化。

第3章的心肺运动试验场景中，我们生成的是运动开始时的运动强度的正向阶跃和运动停止时的负向阶跃传入。运动传入产生的心率变化非常显著，其他因素产生的心率变化很小，可以忽略不计。在这里的呼吸试验场景，作为神经传入的呼吸信号，是近似余弦的信号。除了达到谐振状态，其幅度没有达到远大于其他神经传入的程度。因此，这里要解决的关键问题，是从心率变异中分离出因呼吸产生的分量。

4.2.2　RSA的数学模型[7]

为了建立RSA的生理学数学模型，以便将呼吸作为神经传入，经神经调控形成的心率变化从整个心率变化中分离出来，以$X(t)$表示心率，$Y(t)$表示呼吸，二者的相互作为可以用下述方程描述：

$$X(t)=\sum_{j=1}^{p}A_{11,j}X(t-j)+\sum_{j=1}^{p}A_{12,j}Y(t-j)+E_1(t) \tag{4.1}$$

$$Y(t)=\sum_{j=1}^{p}A_{21,j}X(t-j)+\sum_{j=1}^{p}A_{22,j}Y(t-j)+E_2(t) \tag{4.2}$$

式(4.1)和式(4.2)所表示的呼吸和心率的数学模型解释为，当前时刻的呼吸和心率，受前j个时刻的呼吸和心率的影响。这也是第2章中图2.10自主神经心脏调控的动态贝叶斯网络模型的另一种表示方式。图2.10展示了一阶相关。

将图2.10中的动态贝叶斯网络中节点的关系解释为因果关系，对上述方程做频率域变换和因果关系分析[7]，将繁琐的推导过程总结如下：

对式(4.1)、式(4.2)所定义的二元回归的数学模型进行傅里叶变换，得

$$\begin{pmatrix}A_{11}(f) & A_{12}(f)\\ A_{21}(f) & A_{22}(f)\end{pmatrix}\begin{pmatrix}X(f)\\ Y(f)\end{pmatrix}=\begin{pmatrix}E_1(f)\\ E_2(f)\end{pmatrix} \tag{4.3}$$

其中，$A_{lm}(f)=\delta_{lm}-\sum_{j-1}^{p}A_{lm}(j)e^{(-\mathrm{i}2fj)}$，$\begin{cases}\delta_{lm}=0, l=m\\ \delta_{lm}=1, l\neq m\end{cases}$，X(*f*)为RR间期序列的频域表示，Y(*f*)为呼吸信号的频域表示，$E_1(f)$和$E_2(f)$均为回归残差量的傅里叶变换，i为复数单位。

将式(4.3)写为

$$\begin{pmatrix}X(f)\\ Y(f)\end{pmatrix}=\begin{pmatrix}H_{11}(f) & H_{12}(f)\\ H_{21}(f) & H_{22}(f)\end{pmatrix}\begin{pmatrix}E_1(f)\\ E_2(f)\end{pmatrix} \tag{4.4}$$

其中，$H(f)=\begin{pmatrix}H_{11}(f) & H_{12}(f)\\ H_{21}(f) & H_{22}(f)\end{pmatrix}$为对矩阵块$\begin{pmatrix}A_{11}(f) & A_{12}(f)\\ A_{21}(f) & A_{22}(f)\end{pmatrix}$求逆的结果。

对于二元回归模型计算功率谱密度S：

$$S(f)=\langle X(f)X^{*}(f)\rangle=\langle H(f)\sum H^{*}(f)\rangle \tag{4.5}$$

$$S(f)=\begin{pmatrix}S_{xx}(f) & S_{xy}(f)\\ S_{yx}(f) & S_{yy}(f)\end{pmatrix} \tag{4.6}$$

其中，

$$\begin{aligned}S_{xx}(f)=&H_{xx}(f)\sum xxH_{xx}(f)^{*}+2Re\left\{H_{xx}(f)\sum xyH_{xy}(f)^{*}\right\}\\ &+H_{xy}(f)\sum yyH_{xy}(f)^{*}\end{aligned} \tag{4.7}$$

此时，X的功率谱密度被分为固有部分$H_{xx}(f)\sum xxH_{xx}(f)^{*}$，和因果关系部分$2Re\{H_{xx}(f)\sum xyH_{xy}(f)^{*}\}+H_{xy}(f)\sum yyH_{xy}(f)^{*}$。

据此，定义频域G值如下：

$$G_{y\to x}(f)=\ln\frac{\left|S_{xx}(f)\right|}{\left|S_{xx}(f)-H_{xy}(f)\sum y|x\,H_{xy}(f)^{*}\right|} \tag{4.8}$$

$$\sum y|x=\sum yy-\sum yx\sum xx^{-1}\sum xy$$

其中，$G_{y\to x}(f)$是呼吸对心率影响幅度在频率域中变化函数，也即给出了呼吸通过迷走神经对心率调制的幅度。我们称之为心肺谐振函数G。式中$S_{xx}(f)$、$H_{xy}(f)$和$\sum y|x$分别表示心率功率谱、传递函数功率谱和协方差。

我们上面讨论了CPRT信号系统模型。呼吸试验场景下，呼吸信号近似余弦，由呼吸信号产生的心率变异与由其他神经传入产生的心率变异混杂在一起，因此，我们采用式(4.1)、式(4.2)来描述图2.10中的贝叶斯动态系统，并以因果关系求解方法，导出描述心肺交互直至谐振的函数(4.8)，也即RSA的数字度量。这就是说，在呼吸试验场景，我们同时测量呼吸和心电，使用式(4.1)～式(4.8)的因果关系模型，就可以求得表示RSA的心肺谐振函数G。

生物医学界也观察到，随着呼吸节律从自由呼吸的每分钟15～20次降低到每分钟12次，再降到约每分钟6次时，会产生心肺谐振现象[8]。此时，RSA值大、压力感受器灵敏度高，呼吸信号、血压和心率变化的相位具有高度相关性，如图4.5所示。心肺谐振时，氧气的吸入和血液输送速率的变化一致性好，氧代谢效率高。

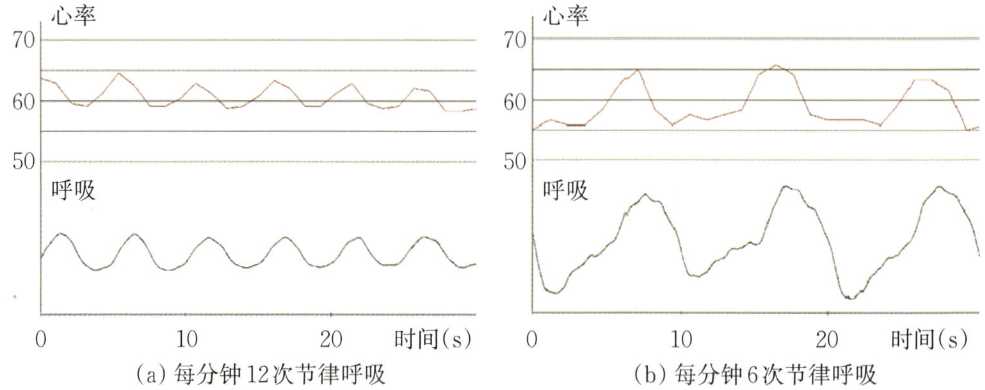

图4.5　每分钟12次和每分钟6次呼吸情景下，呼吸信号、心率变化曲线

每分钟6次呼吸时，发生心肺谐振，呼吸和心率变化曲线的相位高度相关；心率变化，即RSA值是每分钟12次的2倍以上；平均心率有所下降，从62 bpm降到58 bpm，是迷走神经增强所致。

显然，在达到心肺谐振的情况下，因呼吸所引起的心率变化是整个心率变化的主要分量。相比之下，压力和炎症等因素所引起的心率变化很小，可以忽略不计。当然，由于心理压力、炎症、疾病造成的重构等原因，不少人心肺谐振的现象不明显。这也就是说，能否达到心肺谐振以及达到心肺谐振的程度，是衡量一个人心肺功能，包括自主神经心肺调控功能的重要生理指标。

为此,CPRT采取了自由呼吸和3个不同频率的节律呼吸,从每分钟12次,逐步下降到每分钟9次、6次。在这4个呼吸试验阶段中,既可以测量自由呼吸频率以及自由呼吸中RSA的幅度和占比;也可以循序渐进,评测被测者对节律呼吸的适应性以及能否达到心肺谐振和达到心肺谐振的程度。每个呼吸试验阶段的时间长度取5分钟,以便获得足够稳定的分析数据。当然,根据被测者的情况,可以只选取4个呼吸阶段中1个或几个阶段;每个呼吸阶段的时长可以降低到3分钟。

如4.1节中所描述的RSA的生理学模型,在呼吸试验场景下,达到心肺谐振时的RSA度量,不仅表示了心肺代谢系统中氧代谢效率,也度量了心理健康相关的迷走神经张力和行为控制能力。

4.3 心肺谐振系列指标

4.3.1 心肺谐振系列指标的定义

根据式(4.3)计算出的呼吸通过迷走神经调控产生的心率变化频率特性曲线$G(f)$,称为"心肺谐振函数"。图4.6是自由呼吸(上)和节律呼吸(下)情景下的呼吸信号谱密度(绿色)、心率序列谱密度(橙色)以及心肺谐振函数(黑色)。根据谐振函数$G(f)$,定义和计算心肺谐振系列指标(CRI)如下:

心肺谐振幅度(CRA)定义为心肺谐振函数$G(f)$的最大值,即

$$\mathrm{CRA}=\mathrm{Max}(G(f)) \tag{4.9}$$

根据生理学模型和式(4.1)和式(4.2),CRA是由呼吸信号产生的最大心率变化;根据多层迷走神经理论,它与迷走神经传入、迷走神经调控以及窦房结受体的综合增益成正比。因此,CRA也被生物医学界认为是迷走神经张力的表征。

呼吸稳定度(RS)也即呼吸频率偏移中心频率的程度,定义为呼吸信号功率谱$R(f)$在呼吸中心频率f_A附近的集中程度:

$$\mathrm{RS}=\int_{f_A-c}^{f_A+c}R(f)\Big/\int_0^{0.5\,\mathrm{Hz}}R(f) \tag{4.10}$$

其中,c是要求呼吸信号功率谱集中的频率范围,常选$c=0.1f_A$。从图4.6中的呼吸信号功率谱和相应的心肺谐振函数曲线可以看出,呼吸稳定度极大地影响CRA。也就是说,只有在心肺呼吸试验中,静下心来,排除干扰,保持呼吸稳定,才能较好地完成心肺呼吸试验,达到心肺谐振状态。

从图4.6中自由呼吸(上)和节律呼吸(下)两种呼吸场景的心率功率谱和心肺谐振函数的差别可以看出,自由呼吸场景下,心肺谐振函数只是心率序列功率谱的一小部分,分布在0.15~0.5 Hz范围的高频部分。心率功率谱的低频部分,以及部分高频分量,是压力、炎症等

其他体内和体外因素，作为神经传入，通过交感神经和迷走神经调控所产生的。如果将这些都统称为心肺谐振回路的阻尼或干扰，在大多数情况下，心肺谐振干扰会随着心肺谐振幅度的加强而减弱，如图4.6中的节律呼吸场景（下）。因此，我们定义心肺谐振因子（CRF）为心肺谐振函数 $G(f)$ 积分与心率功率谱 $HR(f)$ 积分的比值：

$$\mathrm{CRF}=\frac{\int_{0}^{0.5\,\mathrm{Hz}} G(f)}{\int_{0}^{0.5\,\mathrm{Hz}} HR(f)} \tag{4.11}$$

显然，由压力、炎症、器官状态等产生的心肺谐振干扰因素（cardiopulmunary resonance resistance，CRR），有 CRR＝1－CRF。

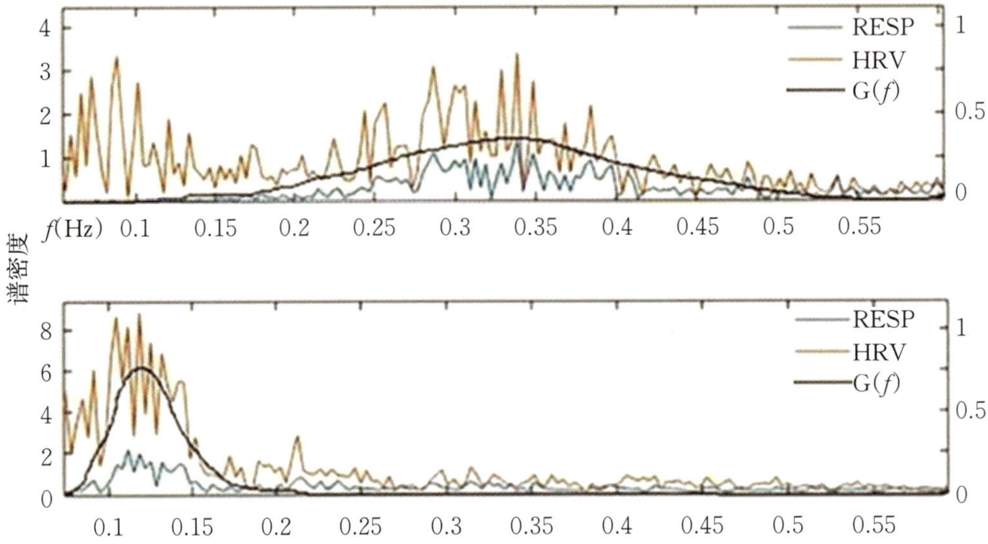

图4.6　自由呼吸（上）和节律呼吸（下）情景下的呼吸信号谱密度（绿色）、心率序列谱密度（橙色），以及心肺谐振函数（黑色）

自由呼吸时，呼吸无固定节律，频谱比较分散，对心率的影响不大；节律呼吸时，呼吸频率相对稳定，对心率的调制较深，形成了心肺谐振，心肺谐振函数 $G(f)$ 幅度较高。

对于不少心肺疾病、糖尿病患者，CRF都比较低。他们不仅迷走神经张力低下，造成自主神经心肺和消化系统调控失衡，而且同时存在心理压力。因此，心肺患者的康复，必须是“双心（心肺和心理）康复”。

上面所定义的心肺呼吸试验的指标是基于呼吸窦性心律不齐和心肺谐振的生理学和数学模型得出的，因此称为心肺谐振系列指标。表4.1列出了CRI所包含的指标名称、参考值和临床意义。

表4.1　心肺谐振系列指标及其参考值和临床意义

指　标　名　称	自由呼吸	12次/分	9次/分	6次/分	临　床　意　义
呼吸中心频率(f_A)		12次/分	9次/分	6次/分	
呼吸平稳度(RS)	0.41	0.72	0.75	0.80	有无跟上呼吸引导节律
平均心率(MHR)	60～100	60～100	60～100	60～100	随呼吸节律降低而降低
心肺谐振幅度(CRA)	4	6	9	12	RSA幅值迷走神经张力
心肺谐振因子(CRF)	0.13	0.33	0.52	0.63	压力和炎症等干扰

4.3.2　谐振电路原理与心肺谐振系列指标

为了更好地理解"心肺谐振"和"心肺谐振系列指标",让我们先简单叙述谐振电路的基本概念。我们在第2章中叙述著名的Hodgkin-Huxley神经元电路模型的时候,已用到了神经元的等效电容和离子通道的等效电导。这里,只使用如图4.7所示的简单的串联谐振电路。

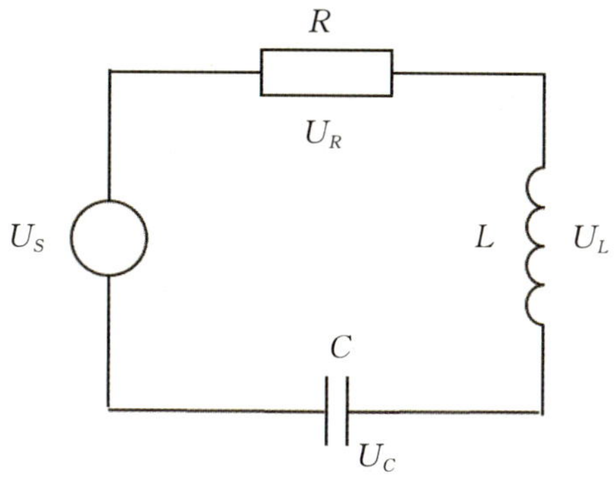

图4.7　串联谐振电路

图4.7是一个由正弦电压源U_S激励的RLC电路。电压源角频率为ω,则该电路的输入复阻抗为

$$Z=R+j\left(\omega L-\frac{1}{\omega C}\right)=R+jX \tag{4.12}$$

电路的电抗X为0时发生谐振。此时$\omega L=\frac{1}{\omega C}$,谐振频率:

$$\omega_0=\frac{1}{\sqrt{LC}},\quad f_0=\frac{1}{2\pi\sqrt{LC}} \tag{4.13}$$

电路谐振时,电流$I_0=\frac{U_S}{R}$,RLC器件两端的电压有效值分别为

$$U_{R0}=U_S,\qquad U_{L0}=I_0X_{L0}=\frac{X_{L0}}{R}U_S=U_{C0}=\frac{X_{C0}}{R}U_S \tag{4.14}$$

也就是说，发生谐振时，电感与电容上的电压有效值相等，且为信号源电压的$\frac{X_{L0}}{R}$倍。

定义图4.7串联谐振电路的品质因素为谐振时感抗或容抗与阻抗之比：

$$Q=\frac{X_{L0}}{R}=\frac{X_{C0}}{R}=\frac{\omega_0 L}{R}=\frac{1}{\omega_0 CR}=\frac{1}{R}\sqrt{\frac{L}{C}} \tag{4.15}$$

对比式(4.14)和式(4.15)可以发现，品质因素Q也是谐振时电容或电感两端电压有效值$U_{L0}=U_{C0}$与信号源电压有效值$U_{R0}=U_S$之比。

电路谐振的本质，是电路中电场能量与磁场能量的转换，谐振电路中的能量可以写成

$$W_0=W_{C0}+W_{L0}=LI_0^2\cos^2\omega_0 t+LI_0^2\sin^2\omega_0 t=LI_0^2 \tag{4.16}$$

因此，品质因素Q也是谐振时电路中储存能量W_0与由阻抗在一周期内消耗的能量W_{R0}之比，写成：

$$Q=2\pi W_0/W_{R0},\quad W_{R0}=I_0^2 RT_0 \tag{4.17}$$

串联谐振电路的电流模值可以写成

$$I(\omega)=\frac{U_S}{\sqrt{R^2+\left(\omega L-\frac{1}{\omega C}\right)^2}},\quad \frac{I(\omega)}{I_0}=\frac{1}{\sqrt{1+Q^2\left(\frac{\omega}{\omega_0}-\frac{\omega_0}{\omega}\right)^2}} \tag{4.18}$$

式(4.18)定义的谐振电路频率响应曲线如图4.8所示。在信号源频率等于谐振频率f_0时，容抗等于感抗，总电抗为零，电路电流等于I_0；信号源频率偏离谐振频率，总电抗不为零，且随着偏离加大而增加，电路电流减小。

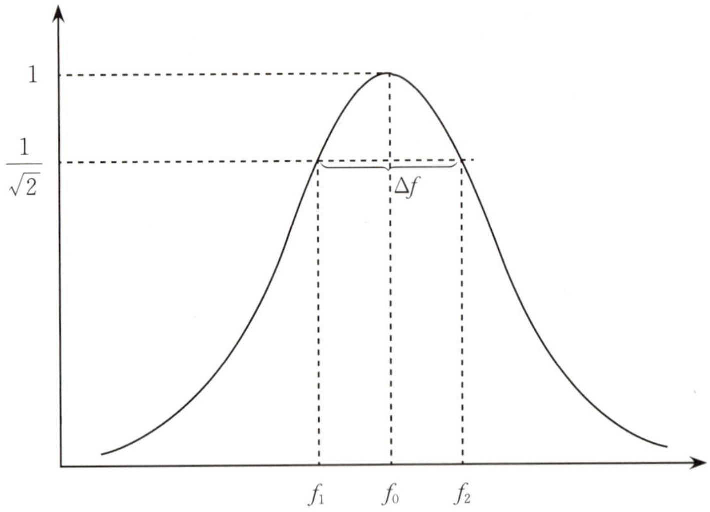

图4.8　谐振电路的频率响应曲线

定义通频带Δf为电流幅度下降到谐振的$1/\sqrt{2}$时向上向下偏离频率的差，有$\Delta f=R/2\pi L=f_0/Q$。可见，谐振电路的品质因素越高，通频带越窄；又或者，谐振电路的阻尼越小，通频带越窄。

这里，谐振电路的品质因素Q的另一个定义方式，是通频带与谐振频率值比：

$Q=\Delta f/f_0$。这也是式(4.11)定义CRF的基础。

以上几个方程式定量描述了RLC谐振电路中电场和磁场发生振荡转换的现象：

- 当信号源频率等于电路谐振频率$f_0=\dfrac{1}{2\pi\sqrt{LC}}$时，电路发生谐振，信号源与电路同步(synchronize)。呼吸频率与心肺神经调控回路的频率响应一致时，发生心肺谐振。每个人的心肺神经调控回路的频率响应虽然大都在每分钟6 Hz左右，但存在差异。找到谐振频率，是产生心肺谐振的关键。

- 谐振时，电阻两端电压等于信号源电压$U_{R0}=U_S$，电容和电感两端的有效电压相等，皆为信号源电压的X_{L0}/R倍；对于一频率为100 MHz的调频收音机，其接收调谐电路的电阻都会做得很低，使得X_{L0}/R尽量大，即使在天线信号微弱的情况下，调谐电路输出信号幅度也会远高于接受信号；由于阻抗小，通频带窄，噪声得到抑制，提高了信号噪声比。心肺谐振时，呼吸信号在整个心肺神经调控回路中的作用得到放大，氧代谢效率高。

第1章图1.7展示了自主神经失衡在心肺神经调控回路中引发神经和器官的重构，造成疾病发生和发展的机制。自主神经失衡使得心肺神经调控回路偏离其中心频率，而呼吸信号的传入产生的心肺神经调控回路的谐振，使得回路因谐振产生高效率、高输出、高能量，将回路的中心频率向正常方向矫正，同时使回路中的神经元和器官从“remodeling”状态，逐步回到正常状态。

- 谐振电路的品质因素Q就是电抗$X_{L0}=X_{C0}$与阻抗R之比。阻抗R也称谐振电路的阻尼。阻尼阻滞谐振现象的发生和延续，对谐振电路品质因素产生的影响是负面的：阻抗R分压信号源，降低谐振电路的输出信号幅度；阻抗加大谐振电路的通频带，噪声大、通信效率低；阻尼消耗电路能量，影响谐振的延续。

心肺神经调控回路中的阻尼，由心理压力、炎症因子、神经和器官的异常状态等造成的神经和器官的重构而产生。心肺谐振产生的正向效果将会有效降低负面因素，达到康复的目的。

4.4　以心肺谐振为靶向指标的个性化节律深呼吸训练

国内外大量研究证明，节律深呼吸对改善人体健康具有非常有益的效果。[8]目前，“坐禅”“正念”在国内外广泛流传；腹式呼吸训练在呼吸科成为患者康复训练内容；心率变异性生物反馈自20世纪90年代由美国Lehrer等开展了一系列的基础和应用研究。[9]然而，这些节律深呼吸相关理论和实践，还处于理念和定性水平。

多层迷走神经理论的提出，特别是我们CPRT和CRI的推出，在理论上，建立了节律深呼吸的生理病理学理论模型、信号系统模型和相应的数学模型；在技术上，形成了可视化、个性化、评测和训练一体化的节律深呼吸训练技术和系统；在实现上，心肺谐振的概念让医生和患者都有了方向，心肺谐振系列指标和节律深呼吸训练评分给出了训练质量的数字度量。

4.4.1 节律深呼吸与身心健康

节律深呼吸以CRI为靶向指标，以达到自主神经心肺调控回路的谐振为目标。同时，节律呼吸信号传入中枢，对位于大脑前额叶内侧的皮质区域4 Hz左右的振荡实施调制，影响情绪调节、认知控制和记忆能力。

1. 节律深呼吸引起心肺谐振，提高氧代谢效率[9]

节律深呼吸改善肺泡通气、减少肺无效空间，增加动脉氧饱和度，增加静脉回流。

节律深呼吸时，血管张力的振荡，引起毛细血管血流的振荡，使呼吸和血管舒缩的耦合变得明显，出现显著的谐振耦合。

节律深呼吸引入呼吸心血管振荡，从而使通气和灌注与心率相匹配，使肺血流量相匹配，并减少生理无效空间，提高肺气体交换效率，使能量消耗最小化。

2. 节律深呼吸生成NO

NO是诺贝尔奖获得者Ignarro等发现的活性极强的神经递质。Ignarro认为[10]，以鼻吸嘴呼的深呼吸，更能生成高活动性的神经递质NO。NO直接进入肺，增加肺部的血液流量，以及血液中氧含量，防止血栓；同时，NO在肺部有阻断病毒在肺部增殖的作用。

3. 节律深呼吸使氧代谢效率提高，改善大脑细胞线粒体供氧，延长细胞寿命和染色体端粒长度，改善基因的表观遗传

诺贝尔奖获得者Elizabeth H. Blackburn的研究表明[11]，在众多保护端粒的方法中，锻炼、健康饮食和环境都有帮助，但节律深呼吸是有效的干预手段之一，它能够显著减缓端粒的侵蚀，甚至可能再次延长端粒的长度。

Blackburn等发现端粒和端粒酶是如何保护染色体的，揭开了人类衰老和罹患癌症等严重疾病的奥秘。端粒变短，细胞就老化，身心健康变差，寿命缩短；端粒酶活性高，端粒的长度得以保持，细胞的老化被延缓。染色体是基因的载体，染色体端粒的变化，影响基因的表观遗传。

她在与加利福尼亚大学旧金山分校（UCSF）Dean Ornish医生合作的研究中发现，接受了冥想及生活方式改变的前列腺癌患者，其端粒酶活性比对照组的类似男性保持得更高，5年之后端粒略微变长。

4. 节律深呼吸信号传入中枢，引发前额叶皮层、海马体、杏仁核等功能区呼吸节律振荡，降低焦虑、抑郁，改善认知和记忆

节律深呼吸信号传入，进入神经心脏调控回路，引发心肺谐振，使得RSA幅度达到最大，氧代谢效率最高，改善细胞线粒体供氧，延长细胞寿命；同时，进入大脑前额叶内侧的皮质区域，引发该区域的谐振，使得呼吸信号对本地神经电位振荡波的深度调制。称这种呼吸信号夹带振荡波为“前额叶呼吸节律”（PRR），其频率在4 Hz左右，有效调节前额叶伽马节律。前额叶内侧的皮质区域主管情绪、认知和记忆。节律深呼吸信号的传入引起的谐振，有

效改善区域功能振荡的发生和参数，降低焦虑、抑郁，提高认知和记忆水平。

根据自主神经心肺调控大模型，治疗、保健和康复是针对某一神经回路通过药物或物理方法矫正、改善甚至重建某种神经功能，这类方法称为“神经干预”（neuro-modulation）。例如，对交感过激型高血压，服用β阻滞剂，甚至通过手术，矫正交感过激。运动锻炼，则是以强度较高的运动神经传入，刺激心肺代谢神经回路及其相关器官和机体，改善和增强交感神经和副交感神经运动调控能力。节律深呼吸训练是人们能主动改善自主神经调控节律，并能达到最佳的心肺谐振状态的有效锻炼方法。达到心肺谐振状态，氧代谢效率高、迷走神经功能有所提升、心情放松，压力和炎症减轻。

长期坚持节律深呼吸训练，这些效果就会巩固下来。对健康人，自主神经心肺调控回路中的神经和器官的功能得到增强；对患者，回路中受损或“重构”的神经和器官功能得到“重建”。节律深呼吸训练没有任何副作用，也没有风险，老少皆宜，健康者和患者皆宜。

4.4.2　节律深呼吸训练处方、评估和训练一体化数字系统

BigCase以“节律深呼吸处方”（TDFIT）为纽带（图4.4），将心肺呼吸试验的评估部分和节律深呼吸训练引导和监测部分联系到一起，形成评估和训练一体化的数字系统。

（1）根据心肺谐振的生理病理学模型，提出“个性化节律深呼吸处方”。研究也证明，每个人的“心肺谐振”频率不一样；同时，由于身体条件不同，所能承受和达到的深呼吸训练频率也不相同。因此，我们首次提出“节律深呼吸处方”，如图4.7所示。

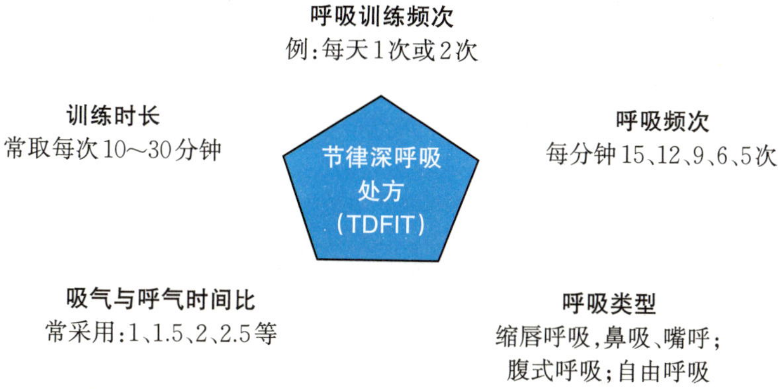

图4.7　节律深呼吸处方

（2）在完成对被测者的心肺呼吸试验，得到CRI的同时，根据CRI，以达到心肺谐振的呼吸频率，为被测者制定和推荐“TDFIT”。

（3）对于某一用户，根据其“TDFIT”，按时、按处方提醒和引导呼吸训练，监测其训练流程和效果，评估其进展。从而完成“评估-处方-训练-反馈”系统性的临床流程规范。

（4）强调“节律”呼吸，要求放松心情，跟随语音提示和音乐，以鼻吸嘴呼的方式，保持呼吸节律的稳定。大量研究证明，呼吸是人们能够主动改善自主神经调控的唯一途径，而最佳效果出现在每分钟6次的节律呼吸附近，此时呼吸与心率发生谐振现象（称“心肺谐振”），氧代谢效率达到最佳，迷走神经功能得到最有效的提升，心情愉悦、思维敏捷。

4.5 心肺谐振系列指标及节律深呼吸训练的临床应用

在解读心肺谐振系列指标的时候，我们首先检查呼吸频率和稳定度，确定被测者是否跟上测量设备的语音提示，比较好的完成各阶段节律呼吸，呼吸稳定度是评估被测者进行呼吸试验的质量的度量。然后再检查各指标值，同时比较指标随呼吸率的变化。

我们先来看一个典型的健康人的心肺谐振系列指标。表4.2中的被测者为男性，40岁，身高170 cm，体重66 kg。

表4.2　健康人心肺呼吸试验4个阶段的心肺谐振系列指标

指标名称	自由呼吸		每分钟12次呼吸		每分钟9次呼吸		每分钟6次呼吸	
	测量值	参考值	测量值	参考值	测量值	参考值	测量值	参考值
心肺谐振频率（f_A）	0.244		0.196		0.153		0.1	
呼吸平稳度（RS）	0.46	0.41	0.857	0.72	0.817	0.75	0.8	0.80
平均心率（MHR）	77	60~80	76	60~80	75	60~80	75	60~80
心肺谐振幅度（CRA）	4	4	5	6	11	9	19	12
心肺谐振因子（CRF）	0.296	0.13	0.46	0.33	0.76	0.44	0.83	0.63

从呼吸试验的4个阶段来看，自由呼吸频率在正常范围，节律呼吸较好地跟上了引导节奏；呼吸稳定度都比较高。

心率平稳，并随着呼吸频率的降低而有所降低，是迷走神经张力随呼吸频率降低而提高，其递质ACh作用于窦房结受体，导致心率下降所致。

CRA随节律呼吸频率的降低而增加。在每分钟6次时达到谐振状态，CRA达到最大值19。CRA是RSA的数字度量，也与迷走神经张力高度一致。这就是说，随着节律深呼吸频率的降低，心肺谐振现象明显，并在每分钟6次达到谐振峰点。心肺谐振提升迷走神经张力，令呼吸和心跳变化同步，氧的吸收和递送效率提高。

同样，CRF也随节律呼吸频率的降低而增加。也就是说，随着节律深呼吸频率的降低，到达谐振状态，呼吸通过迷走神经调控所产生的心率变化成为心率变化的主分量，压力和炎症等其他"心肺谐振干预因素"(CRD)被压低，甚至达到可以忽略的水平。由于发生心肺谐振的同时，大脑前额叶内侧的皮质区域也同步发生谐振，产生抑制焦虑和抑郁的效果。因此，我们认为可以直接测量的心肺谐振，能降低心理压力和炎症因子。

下面我们来看几个将心肺呼吸试验评估和训练一体化数字系统应用于疾病评测和干预的实例。

4.5.1 高血压的评测和干预

1. 国内外采用深呼吸对高血患者的干预

国内外大量研究表明，个性化节律深呼吸对于原发性高血压的干预有效。中山大学医学院招募了32个早期高血压学生，并把他们随机分到心率变异性生物反馈HRV-BF组(12人)、慢腹式呼吸SAB组(10人)以及对照组(10人)，一共进行15次呼吸训练，每周2次。3个月后的实验结果为：HRV-BF组的收缩压从131.58±8.41 mmHg降到116.17±9.25 mmHg，降幅约15 mmHg；舒张压从81.33±3.06 mmHg降到71.17±7.12 mmHg，降幅约10 mmHg。SAB组的收缩压从126.70±5.56 mmHg降到115.10±4.18 mmHg，降幅约11 mmHg；舒张压从80.30±6.27 mmHg降到72.90±3.96 mmHg，降幅约8 mmHg。相对于对照组，HRV-BF组和SAB组经过3个月15次深呼吸训练，血压都有显著降低。HRV-BF组和SAB组之间并无显著差别。[12]

美国FDA批准了慢呼吸引导设备(device-guided slow breathing)RESPeRATE的注册证书，并在美国心脏学会的科学文件中有专门的描述[13]：在已经评估的非药物、无创降低血压的设备中，重点支持慢呼吸引导设备。综合13个临床试验数据，使用慢呼吸引导设备8～9周，每次不少于15分钟，平均降压13/7 mmHg。

2. 高血压的精准诊断和个性化训练

上述两个临床应用中，都证明了节律深呼吸训练对高血压患者有效果。然而，高血压患者的类型甚多，节律深呼吸训练针对的是交感过激型的原发性高血压患者，需要"精准诊断＋个性化处方"。

如图4.4所示，CPRT是一个迷走神经评测和个性化深呼吸训练一体化系统。在评测时，从4个呼吸阶段的心肺谐振系列指标，可以评估被测者进行节律深呼吸的适应水平，通过CRA和CRF(心肺谐振干扰因素,CRD)随节律呼吸频率的变化而变化的趋势,找到个性化节律深呼吸训练处方中的呼吸频率以及其他参数。BigCase管理每一个患者的评估报告、个性化处方、训练报告,通过患者端APP,提醒、引导、监测、优化患者的节律深呼吸训练。

下面,我们通过对一位高血压患者的心肺呼吸试验的4个阶段的数据的分析,示范判断高血压类型,使用节律深呼吸训练适应性,以及个性化处方的制订。

表4.3是一位早期高血压患者的心肺谐振系列指标。该患者为男性,38岁,身高175 cm。

表4.3　早期高血压患者心肺呼吸试验4个阶段心肺谐振系列指标

指标名称	自由呼吸		每分钟12次呼吸		每分钟9次呼吸		每分钟6次呼吸	
	测量值	参考值	测量值	参考值	测量值	参考值	测量值	参考值
心肺谐振频率(f_A)	0.208		0.196		0.153		0.096	
呼吸平稳度(RS)	0.503	0.41	0.724	0.72	0.547	0.75	0.712	0.80
平均心率(MHR)	96↑	60~80	95↑	60~80	89↑	60~80	85↑	60~80
心肺谐振幅度(CRA)	2↓	4	2↓	6	2↓	9	4↓	12
心肺谐振因素(CRF)	0.096↓	0.133	0.061↓	0.329	0.12↓	0.444	0.287↓	0.631

在整个呼吸试验的4个阶段,呼吸频率和稳定度尚可:

(1) 自由呼吸状态下,CRA偏低,提示迷走神经张力低;CRF偏低也即心肺谐振干扰因素(CRD)偏高(CRD=1−CRF),提示交感过激。

(2) 随着引导节律呼吸频率降低,虽然CRA和CRF仍然偏低,但有所改善;特别是心率随呼吸率降低而显著降低,趋向正常。

(3) 被测者对深呼吸试验适应性好，深呼吸训练对其迷走神经张力、心率和血压的改善有效，在深呼吸训练频率为每分钟6次时效果最佳。因此，该患者的个性化深呼吸处方中的呼吸频率设定为每分钟6次。其他参数可以使用缺省值。

中日友好医院心内科开展了自主神经调控能力的监测和干预在高血压精准诊断和干预的临床研究。[14]该研究的病理学基础是，交感-迷走神经失衡是由多种原因引起的，它促进了高血压的发展，加速了靶器官的损害过程。

图4.8是高血压患者的心肺谐振幅度和心肺谐振因子的分布图。可见，大部分高血压患者的CRA偏低，部分患者心肺谐振因子偏低。根据心肺谐振指标的意义，CRA偏低，也即迷走神经张力低。当CRF偏低，而CRA不低时，意味着交感神经激励。这些患者，都可以通过个性化节律深呼吸训练予以干预。

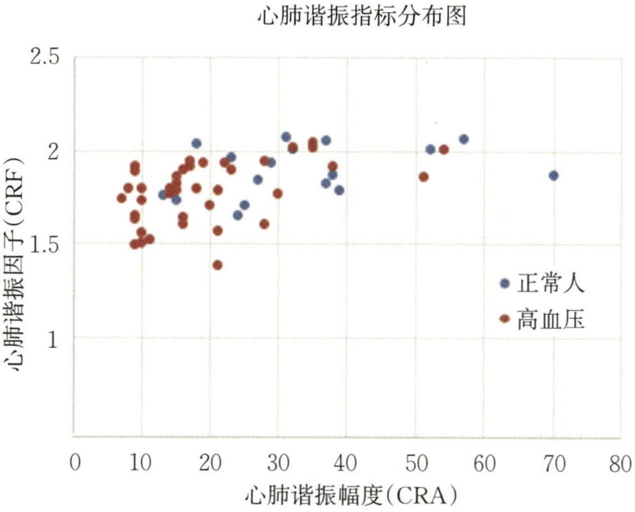

图4.8　高血压患者的心肺谐振幅度和心肺谐振因子的分布图

本研究基于中医阴阳平衡理论和Cannon的内稳态理论，使用本章描述的CPRT和个性化节律深呼吸训练系统，旨在寻找一种新的控制高血压血压的方法，即以心肺谐振系列指标为靶向的节律深呼吸训练，可以有效管理交感过激型高血压，减缓难治性高血压患者的危险系数。

这是一项前瞻性、随机、平行对照的临床试验，选取176名健康人作为正常对照，选取352名高血压患者，按1:1的比例随机分为常规治疗组和实验组。所有患者将继续接受标准的高血压治疗，除了实验组患者必须完成额外的每日呼吸训练，持续6个月。主要结果为干预6个月后两组临床收缩压(SBP)的差异。次要结果包括24小时血压监测的平均收缩压和舒张压(DBP)的变化、家庭收缩压、临床和家庭舒张压、临床和家庭心率、临床和家庭收缩压达标率以及6个月时复合终点事件的发生率。

初步试验结果表明，节律深呼吸训练对交感过激型原发性高血压患者效果显著。

4.5.2 心肺疾病的双心康复

1. 心肺谐振系列指标与心血管和糖尿病患者的风险评估

让我们先来看几个例心肺疾病和糖尿病患者的心肺呼吸试验数据。

表4.4是一位PCI术后患者的心肺呼吸试验4个阶段的心肺谐振系列指标，该患者为男性，51岁，身高172 cm，体重72 kg。

如表4.4所示，在心肺呼吸试验的4个阶段，患者的呼吸频率和呼吸稳定度尚好。

表4.4 PCI术后患者的心肺呼吸试验4个阶段的心肺谐振系列指标

指标名称	自由呼吸		每分钟12次呼吸		每分钟9次呼吸		每分钟6次呼吸	
	测量值	参考值	测量值	参考值	测量值	参考值	测量值	参考值
心肺谐振频率（f_A）	0.213		0.195	0.2	0.152	0.15	0.098	0.1
呼吸平稳度（RS）	0.604	0.41	0.947	0.72	0.907	0.75	0.891	0.80
平均心率（MHR）	64	60~80	65	60~80	63	60~80	60	60~80
心肺谐振幅度（CRA）	3↓	4	4	6	3↓	9	5↓	12
心肺谐振因子（CRF）	0.17	0.13	0.50	0.33	0.51	0.44	0.39	0.63

（1）在所有呼吸阶段，CRA值均偏低，提示迷走神经张力不够，并没有形成较高水平的心肺谐振。

（2）在前面的3个呼吸阶段，CRF值都在正常水平，只有第4阶段，即呼吸频率每分钟6次时，CRF偏低。

(3) 总的来说，随着节律呼吸频率的降低，CRA虽然都达不到参考值，但也显示出有所提高的趋势，也即迷走神经张力有所提升，导致心率有所降低。

(4) 根据CRA和CRF随呼吸频率的降低的变化趋势，迷走神经张力偏低和CRF相对正常，提示迷走神经张力偏低是患者自主神经失衡的主要原因。造成迷走神经张力偏低的原因有可能是心理压力或炎症因子。因此，个性化节律深呼吸训练可以提升迷走神经张力，是康复的有效手段。

(5) 由于患者呼吸训练依从能力较好，每分钟6次呼吸率的CRA最高，由此得出呼吸处方中的呼吸频率为每分钟6次。呼吸类型可以采用鼻吸嘴呼的缩唇呼吸或腹式呼吸。

表4.5所示是一位心衰患者在心肺呼吸试验4个阶段的心肺谐振系列指标。该患者为男性，69岁，身高179 cm，体重73 kg。

表4.5　心衰患者在心肺呼吸试验4个阶段的心肺谐振系列指标

指标名称	自由呼吸		每分钟12次呼吸		每分钟9次呼吸		每分钟6次呼吸	
	测量值	参考值	测量值	参考值	测量值	参考值	测量值	参考值
心肺谐振频率(f_A)	0.20		0.196		0.152		0.102	
呼吸平稳度(RS)	0.261	0.41	0.839	0.72	0.899	0.75	0.642	0.80
平均心率(MHR)	101	60～80	99	60～80	99	60～80	95	60～80
心肺谐振幅度(CRA)	1	4	2	6	3	9	6	12
心肺谐振因子(CRF)	0.29	0.13	0.09	0.33	0.21	0.44	0.12	0.63

在心肺呼吸试验的4个阶段中，患者的呼吸频率和稳定度都在正常水平。因此，表中的心肺谐振指标都较好地表征了患者的心肺功能和自主神经状态。

观察心率、CRA和CRF随心肺试验中呼吸频率的降低而发生的变化，虽然在所有的阶段，CRA都偏低，但也随着呼吸频率的降低而有所提升。因此，心率也随着呼吸频率降低而降低。

CRF随呼吸频率降低并没有显著的规律，但都偏低。提示压力和炎症等心肺谐振干扰CRD的存在，以及与迷走神经调控RSA相比，CRD占有较大的比重。

总的来说，患者的心肺系统的自主神经调控尚具有一定的可塑性，适合深呼吸训练，并会有较好的效果。

表4.6是一位慢性阻塞性肺疾病（COPD，简称慢阻肺）患者在心肺呼吸试验4个阶段的心肺谐振系列指标。该患者为男性，77岁，身高170 cm，体重51 kg。其心肺谐振系列指标解读如下：

（1）患者的疾病使呼吸频率只能达到每分钟9次。

（2）随着呼吸频率的降低，CRA和CRF在每分钟12次时达到最大值，在每分钟9次时，并未增加，反而有所降低。

（3）推荐节律深呼吸训练处方：以较低深呼吸频率（如每分钟12次）进行训练，循序渐进，改善呼吸功能和迷走神经张力。

表4.6　慢阻肺患者在心肺呼吸试验4个阶段的心肺谐振系列指标

指标名称	自由呼吸		每分钟12次呼吸		每分钟9次呼吸		每分钟6次呼吸	
	测量值	参考值	测量值	参考值	测量值	参考值	测量值	参考值
心肺谐振频率（f_A）	0.333		0.205		0.157		0.153	
呼吸平稳度（RS）	0.547	0.41	0.843	0.72	0.771	0.75	0.484	0.80
平均心率（MHR）	68	60～80	69	60～80	67	60～80	67	60～80
心肺谐振幅度（CRA）	4	4	5	6	3	9	2	12
心肺谐振因子（CRF）	0.10↓	0.13	0.17↓	0.33	0.14↓	0.44	0.223↓	0.63

表4.7中是一位糖尿病患者心肺呼吸试验4个阶段的心肺谐振系列指标。该患者为男性，38岁，身高174 cm、体重71 kg。

该患者虽然在4个呼吸阶段都能跟上呼吸节奏，但呼吸稳定性较差，只是在每分钟6次的呼吸试验阶段较好。

在所有呼吸阶段，CRA都低，提示迷走神经张力低下，对肝脏葡萄糖生成的抑制不足，可能是疾病的原因。

CRF随着呼吸频率的降低而有所提升。这提示，随着深呼吸频率的降低，压力和炎症等干扰因素有所压低。

表4.7　糖尿病患者在心肺呼吸试验4个阶段的心肺谐振系列指标

指标名称	自由呼吸		每分钟12次呼吸		每分钟9次呼吸		每分钟6次呼吸	
	测量值	参考值	测量值	参考值	测量值	参考值	测量值	参考值
心肺谐振频率(f_A)	0.205		0.196		0.152		0.102	
呼吸平稳度(RS)	0.343	0.41	0.358	0.72	0.35	0.75	0.698	0.80
平均心率(MHR)	88	60～80	90	60～80	90	60～80	88	60～80
心肺谐振幅度(CRA)	2	4	4	6	3	9	2	12
心肺谐振因子(CRF)	0.03	0.13	0.06	0.33	0.26	0.44	0.61	0.63

上述表4.3～表4.7中患者的心肺谐振系列指标表明，患者的心肺谐振幅度和心肺谐振因子都偏低。这也表现在图4.8的糖尿病和心衰患者与正常人的CRA和CRF分布对比中。迷走神经张力的缺失，导致心肺系统功能的缺失，以及糖尿病患者糖生成的过量。因此，迷走神经张力的增强是心肺疾病和糖尿病康复的途径。

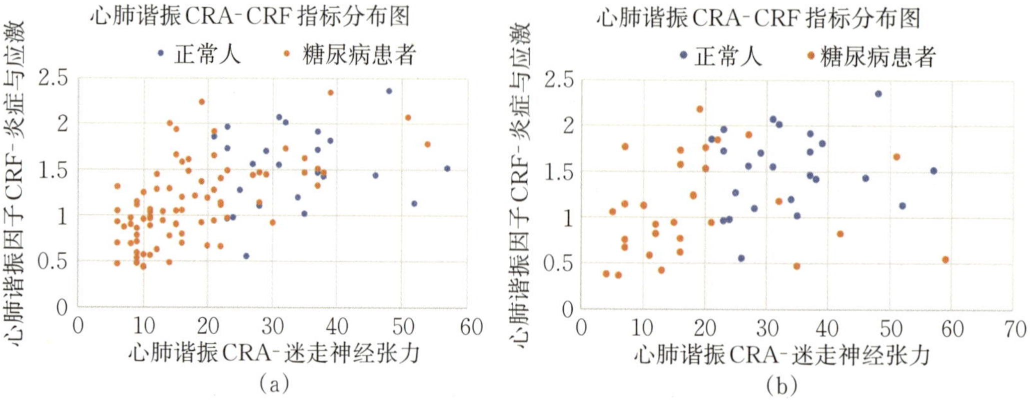

图4.8　糖尿病和心衰患者与正常人的心肺谐振幅度和心肺谐振因子对比

2. 以心肺谐振系列指标为靶向指标的心衰患者干预的临床研究

国内外有许多使用个性化节律深呼吸训练成功干预心肺和糖尿病的案例。上海同济医院心脏康复中心使用上述CPRT系统，针对慢性心衰患者的临床随机试验是一个非常典型的案例。[15]

目标：慢性心衰患者往往合并呼吸功能障碍及自主神经功能失衡。个体化节律深呼吸频率训练可以诱导心血管系统协同振荡，改善自主神经(尤其是迷走神经)功能。该研究旨在探索基于心肺谐振技术进行个体化呼吸功能训练对慢性心衰患者自主神经功能的影响，为慢性心衰患者呼吸训练新模式及其理论提供依据。

方法：共纳入38例慢性心衰患者，采用随机化方法随机分为干预组和对照组各19例。所有受试者在训练前进行基线数据采集：进行心肺谐振试验测试，评测自主神经功能指标、制订个体化呼吸训练处方；进行6分钟步行试验，明尼苏达生活质量评分。干预组由“个体化呼吸训练和监测设备”引导呼吸训练＋药物治疗，对照组只进行药物治疗。呼吸训练包括：根据心肺谐振评测结果生成个体化呼吸训练处方，训练频次为每周5次，训练时长为每次15 min，呼吸类型为鼻吸口呼式腹式呼吸。1个月后复测自主神经功能指标及6分钟步行试验、明尼苏达生活质量评分的变化。

结果如下：

(1) 主要终点自主神经功能指标变化，干预组在接受基于心肺谐振技术的个体化呼吸训练后，自主神经功能指标均有显著改善。治疗后，干预组呼吸平稳度RS的增值为0.247±0.04，对照组增值为0.004±0.05，组间比较有统计学差异($P<0.01$)；心肺谐振幅度CRA的增值为0.213±0.04，对照组增值为0.037±0.06，组间比较有统计学差异($P=0.016$)；心肺谐振因子CRF的增值为0.272(0.160，0.349)，对照组增值为0.171(−0.030，0.312)，组间比较有统计学差异($P=0.037$)；心肺耦合系数CPC的增值为0.104(0.060，0.129)，对照组增值为0.023(−0.085，0.066)，组间比较有统计学差异($P<0.01$)。

(2) 次要终点6分钟步行试验距离干预组患者治疗后平均增加35.60±2.38 m，对照组平均增加10.90±2.30 m，组间比较有统计学差异($P<0.01$)。

(3) 次要终点明尼苏达生活质量评分干预组治疗后评分减少6.89±0.48分,对照组治疗后减少4.37±0.62分,组间比较有统计学差异($P<0.01$)。

(4) 相关性分析中,呼吸平稳度RS与白细胞数量(WBC)有相关性($r=0.924$,$P<0.01$),心肺谐振因子(CRF)与降钙素原(PCT)($r=0.733$,$P<0.01$)、与血肌酐浓度有相关性($r=0.494$,$P<0.05$),呼吸心率相关系数CRS与糖化血红蛋白(HbAlc)有相关性($r=0.819$,$P<0.01$)。

结论:基于心肺谐振技术进行个性化呼吸训练可显著改善迷走神经兴奋性,可显著增加6分钟步行距离及提高生活质量。

3. 国际上类似临床研究

波兰Gdansk医科大学心内科将21例心衰HFrEF患者随机分为两组,居家低节律呼吸组(SB组)和对照组。SB组每天进行30分钟8±2次/分的呼吸训练。3个月后,SB组的6分钟步行试验(6MWT)和峰值呼吸交换比(RER)显著增加($P<0.05$);超声心动图无明显变化;在3个月期间,SB组无心衰恶化、再住院或死亡;对照组患者则发生2例心衰失代偿住院和2例死亡[16]。

美国韦恩州立大学医学院为了探讨术前呼吸锻炼对肺癌手术患者住院时间(LOS)、肺炎、术后肺部并发症(PPC)、6分钟步行距离(6MWD)、1秒用力呼气量(FEV_1)和健康相关生活质量(HRQOL)的影响。从在PubMed等收录的临床研究中纳入10项研究,其中8项同时涉及慢呼吸和有氧运动。结果表明[17]:与对照组相比,进行术前呼吸练习的患者的汇总数据显示,LOS下降,平均差异为3.44天($P<0.01$)。当呼吸运动与有氧运动结合时,LOS降低值进一步增加到4.85天($P=0.03$)。术前呼吸练习可减少肺炎和PPCs。在进行呼吸练习的患者中,6MWD增加了20.2米($P<0.01$)。FEV_1、死亡率和HRQOL无显著差异。

可见,术前呼吸练习可降低肺癌手术切除患者的住院时间、术后肺部并发症和肺炎,并能改善6分钟步行距离。呼吸训练与有氧运动相结合可进一步有效减少住院时间。

4.5.3 感染早期检测和干预

病毒和细菌的入侵导致交感神经激励,内分泌免疫系统的激素释放,促炎细胞因子升高,以抵御入侵。感染早期,交感神经和副交感神经失衡;感染发生,体温升高和其他症状发生。因此,检测自主神经的失衡是感染早期检测的有效方法。

我们的合作伙伴加拿大外科协会主席、加拿大渥太华大学医院Seely教授,实时监测患者的呼吸和心电,进行交感和迷走神经的融合分析,在患者进入ICU前提前24~72小时预测感染,大大降低了患者死亡率。

新型冠状病毒感染中出现的一个典型问题是促炎细胞因子(如IL-6和CRP)过度升高,这是感染所引起的临床结果。通过慢节奏呼吸训练刺激迷走神经介导的胆碱能抗炎反射是减少循环IL-6的临床方法。

一项由德国、瑞士和美国大学医院联合进行的临床研究[18],纳入确诊的严重急性呼吸综合征冠状病毒2型(SARS-CoV-2)感染和中度新型冠状病毒感染(初诊)住院患者46例。

慢节律呼吸干预组使用手机APP，在语音的引导下进行呼吸训练，呼吸率每分钟6次(吸气4秒、呼气6秒)，每日3次，每次持续20分钟。

试验结果表明，慢节律呼吸训练的患者IL-6值显著低于对照组。分析呼吸训练时间与次日凌晨IL-6值的相关预测，每日45分钟的节律深呼吸时间最佳。可见，慢节律深呼吸训练是一种容易实施、低成本、安全可行的辅助治疗方法，可减少中度新型冠状病毒感染患者循环中的IL-6水平。

4.5.4 孕婴管理与优生优育

优生优育关系民族的兴旺。我国面临的孕前、孕中、产后问题：全国约有5000万不孕不育人群，占育龄人口的12%～15%，其中20%不孕人群为情绪压力所导致；孕妇情绪不好可能会引起很多孕育并发症，如妊高症、胎儿发育迟缓、胎儿早产、新生儿自闭症和多动症、产妇产后抑郁症；调查显示，患有产后抑郁症的产妇比例高达近30%，孕产妇情绪抑郁会降低母乳质量，影响婴儿的成长。

1. 孕妇精神压力和激素变化影响孕妇健康和婴儿发育和出生后神经行为

国际医疗界的相关研究介绍如下：

(1) 德国马普精神病学研究所：产前精神压力通过糖皮质影响婴儿发育和出生后神经行为[19]

① 影响神经发育：通过影响大脑边缘系统，杏仁核和海马体，抑制神经分裂过程。

② 改变下丘脑-垂体-肾上腺皮质(HPA)轴。

③ 抑制胎盘的血管及胎盘本身的生长。

④ 改变胎儿的表观遗传基因谱(epigenetic landscape)，对未来应激源的转录反应增加。

这一系列生理反应，导致出生后遗症：注意力缺失、焦虑、代谢问题、恐惧、认知障碍、出生体重不够。

(2) 加州4所大学的联合临床研究：孕妇精神压力影响孩子大脑发育，引起青少年抑郁症状[20]

他们对74对母亲和孩子(其中40个男孩)，分别评测母亲孕期精神压力，孩子7岁时大脑皮质厚度，12岁时的抑郁症状。发现母亲孕期精神压力与孩子大脑皮质厚度在额颞区不足和抑郁症状严重性相关；观察结果证实：孩子大脑额叶上部皮层厚度与母亲孕期精神压力和孩子少年抑郁症状关联。

(3) 荷华大学与密苏里大学团队：遗传基因因母亲压力而发生表观遗传变异，进而持续改变后代的大脑和行为[21]

产前母亲的精神压力，通过血清和多巴胺传导，造成母体和后代的遗传变异：表观遗传改变，不改变基因序列，而改变基因表达。这种改变在发育和细胞增殖过程中能稳定传递。孕妇精神压力应激反应影响胎儿下丘脑和肾上腺皮质HPA的发育，进而持续地改变后代的大脑和行为。

(4) 孕期压力使母婴端粒缩短，反复影响下一代[22]

诺贝尔奖获得者E. H. Blackburn等发现端粒和端粒酶是如何保护染色体的，揭开了人类衰老和罹患癌症等严重疾病的奥秘。端粒变短，细胞就老化。端粒酶活性高，端粒的长度得以保持，细胞的老化被延缓。染色体是基因的载体。

妊娠期压力导致脐带血端粒长度（TL）缩短。除了遗传传递外，还将自己种系的TL直接传递给后代。儿童时期情绪失调和高危气质的早期迹象与较短的TL有关。海马体体积也与端粒酶活性或TL有关。复发性情绪障碍可通过应激进一步影响TL，形成终身的、反复的恶性循环。

2. 基于迷走神经评测和个性化深呼吸干预的孕婴健康解决方案

如图4.1所示，压力作为神经传入，刺激交感神经和HPA轴，释放糖皮质激素，对孕妇而言，引起孕妇本身和胎儿的基因表观遗传的变异，影响新生儿的大脑发育。在整个神经内分泌免疫系统中，迷走神经是稳定因素。迷走神经的评测和增强干预是孕婴健康的重要科学手段。个性化节律深呼吸训练，由于没有任何副作用，是孕婴健康和优生优育的首选解决方案。

CPRT产品孕心怡是针对孕婴健康的解决方案。图4.9是孕心怡解决方案的示意图和APP的交互界面。孕心怡融迷走神经评测和个性化节律深呼吸训练于一体，实现训练引导，以100分制打分展示呼吸训练效果，以可视化方式反馈用户，提醒、鼓励和引导用户，以便引导用户进入深呼吸训练境界，感受因高效氧代谢所带来的愉悦。

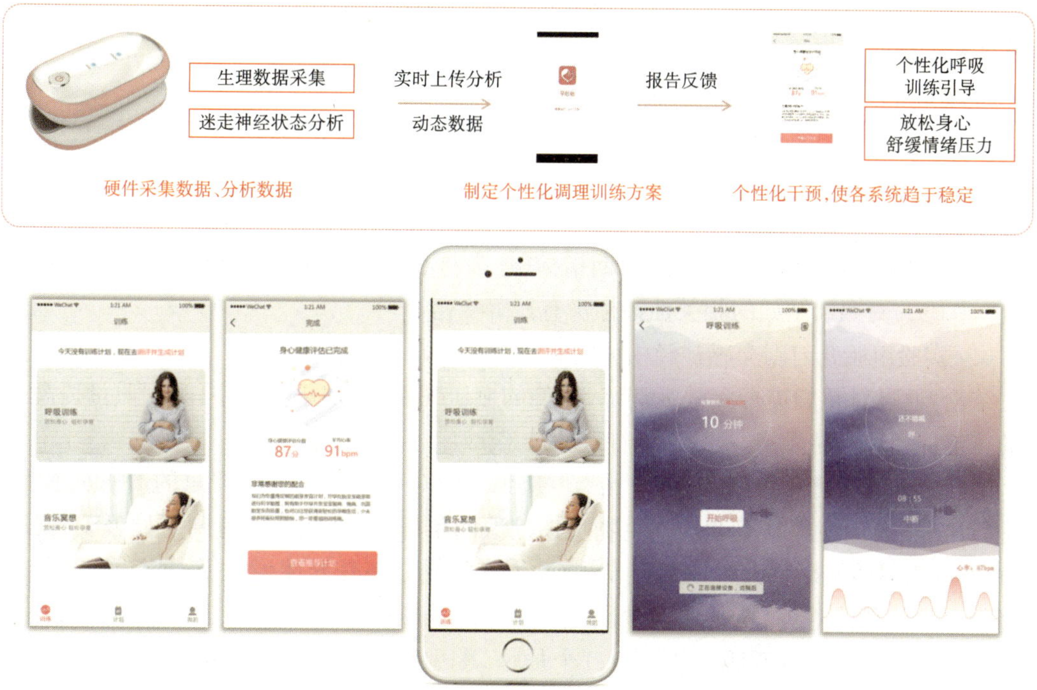

图4.9　孕心怡孕婴健康解决方案和APP交互界面

使用孕心怡，中国科学院大学附属怀柔医院妇产科开展了围产期孕妇心理干预的临床研究。[23]其临床研究流程如图4.10所示。

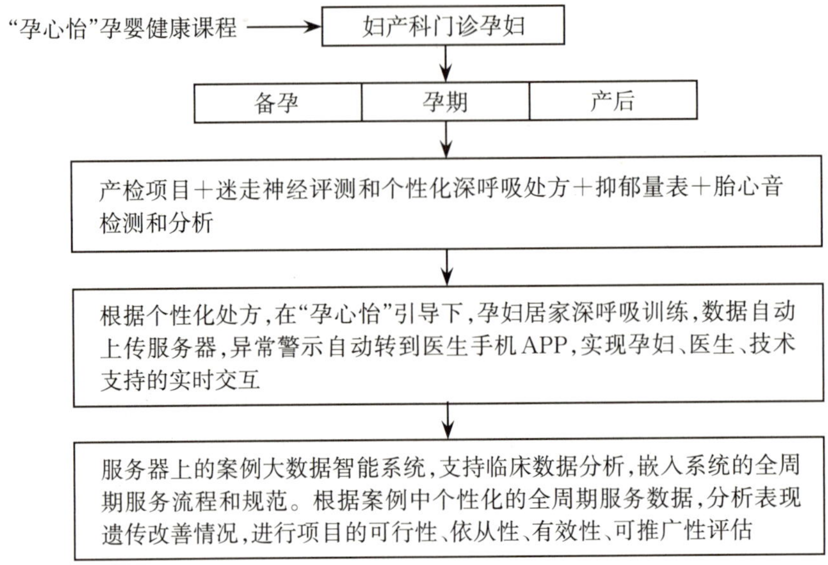

图 4.10　使用孕心怡实施围产期孕妇健康干预的流程图

临床研究方案：将符合入组条件的孕晚期（孕周在28～32周）孕妇随机分到实验组和对照组，实验组孕妇每天进行30 min的个性化深呼吸训练。两组孕妇在孕检时采集生理数据（血压、血糖、胎心监护），并进行心理问卷（抑郁程度、睡眠质量、压力情况）调查，实验在孕妇住院准备分娩时结束。

实验结果：分析两组在6周内生理、心理指标的变化。

(1) 实验组孕妇的血压平稳性显著($P>0.05$)，对照组孕妇的收缩压和舒张压上升明显($P=0.015$和$P=0.018$)。

(2) 实验组孕妇的压力明显减少($P=0.013$)，而对照组没有明显变化($P>0.05$)。

(3) 实验组孕妇的心肺谐振的早期指标（呼吸与心率相关性，coherence ratio）的改善显著($P<0.05$)，对照组孕妇的相关性指标没有显著变化。

(4) 实验组胎儿与副交感神经相关的胎心音指标显著上升。

结论：通过对孕妇进行深呼吸训练，孕妇的血压平稳；精神压力减小，睡眠质量提高；孕妇的迷走神经得到加强；胎儿的迷走神经活性增大。

国际上亦有很多相关研究：美国北卡罗来纳大学对15名患有较为严重的产前焦虑症孕妇进行试验，发现使用心率变异性生物反馈疗法的孕妇，精神状态都得到了显著改善($P<0.001$)[24]；德国德累斯顿大学的研究发现，孕妇在接受心率变异性生物反馈疗法后，可以有效降低早产的风险。[25]日本秋田大学研究了该方法对产后抑郁的效果：从产后第4天开始，对55名产妇进行节律深呼吸训练试验；1个月后，其睡眠和精神状态显著改善。[26]

4.5.5　心理健康的评测和调理

心理健康问题的生理基础是神经内分泌免疫系统失衡，特别是迷走神经张力降低。下丘脑-垂体-肾上腺(HPA)轴和自主神经(交感和迷走神经)分别源自下丘脑NTS和PVN，与内分泌免疫系统组成集成系统，统一调控人体生理和心理状态(图4.1)。

焦虑和抑郁通过中枢边缘系统神经传入，令交感激励、迷走抑制，HPA激素分泌增加，免疫炎症因子增生，并可进一步导致其他器官异常。具体来说，HPA由于焦虑和抑郁传入，通过下丘脑释放促肾上腺皮质激素(CRH)和垂体前叶促肾上腺皮质激素(ACTH)，升高肾上腺糖皮质激素分泌，与交感激励呼应。同时，焦虑和抑郁导致交感激励、迷走抑制，影响免疫和心脏。迷走神经通过胆碱能抗炎反射，改变应激反应。

在整个应激反应调控中，作为稳定因素的迷走神经，在神经传入和传出控制两个方面，起着至关重要的作用。美国Porges教授的多迷走神经理论认为，腹侧迷走神经主导行为，是情绪调节和社会行为控制的核心和稳定器，迷走神经主导时，人处于愉悦和高效状态。多迷走神经理论把RSA与迷走神经联系起来，也把RSA与PFC功能联系在一起：RSA不仅是心肺谐振的直接度量，也是呼吸信号传入引起的PFC谐振的间接度量。呼吸PFC谐振有效降低焦虑和抑郁。

本章前4节论述了心理健康的生理学基础，作为心理健康数字度量的心肺谐振系列指标，由中枢、自主神经、心脏组成的神经回路中的有节律深呼吸引起的心肺谐振现象，不仅提供评估心理健康的数字指标，也是实施心理调节和改善的有效的靶向指标。

1. 更年期妇女的迷走神经评测和干预①

与北京协和医院、长沙妇幼保健院合作开展多中心“更年期妇女的迷走神经评测和干预的生理病理学机理和临床效果的研究”，研究方法如图4.11所示。

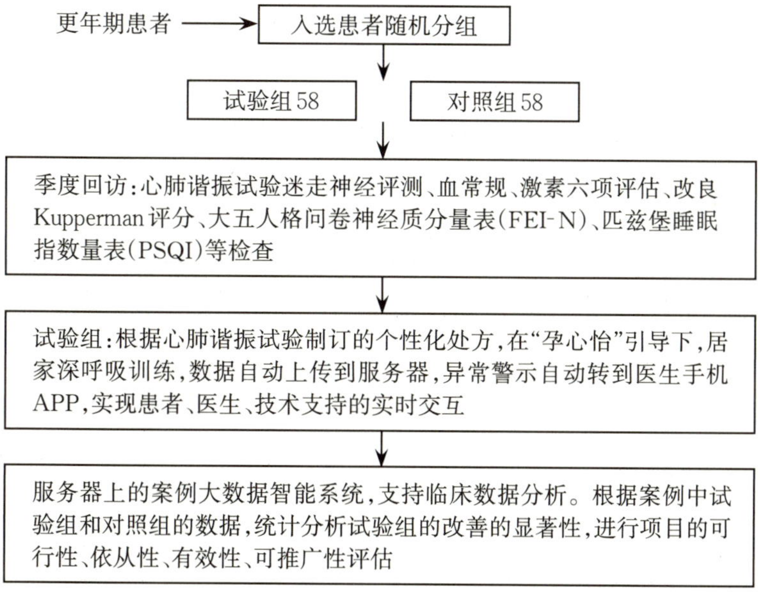

图4.11　更年期妇女的迷走神经评测和干预临床试验设计

① 内容和数据引自合作研究报告：熊巍，周晓花，等. 更年期妇女的迷走神经评测和干预的生理病理学机理和临床效果的研究。

数据初步分析结果表明，实施节律深呼吸训练的试验组患者，有以下效果：

- 更年期症状 Kupperman 评分在统计意义上显著下降，均值和方差：(39.60，6.96)与(32.46，6.13)，$P=7.9\times10^{-7}$，远小于0.001。
- 类似地，Beck 抑郁量表(BDI)评分也有统计意义上的显著改善，均值和方差：(31.80，5.74)与(26.31，4.05)，$P=1.56\times10^{-7}$，远小于0.001。
- 节律深呼吸对睡眠的改善非常显著：匹兹堡睡眠质量评分的均值和方差：(15.89，3.32)与(10.06，3.21)，$P=4.88\times10^{-11}$，远小于0.001。睡眠质量的改善的主要表现为：① 安眠药药物用量降低，甚至不需服用；② 经过训练，患者的入睡时间大幅度缩短，睡眠效率提高。

参考上述心肺谐振系列指标中的参考值和生理意义，患者的心理压力和炎症，或是激素导致HPA轴异常，是自主神经心肺调控回路达到谐振状态的阻尼因素，以心肺谐振因子(CRF)和心肺谐振幅度(CRA)两项指标的偏低度量。因此，CRA和CRF可以作为更年期妇女症状的靶向指标：

- 患者编号1966和1998的CRF值处于正常范围，但CRA偏低；她们均在坚持30次节律深呼吸训练后，更年期症状和睡眠都有显著改善。
- 患者编号2060的CRF和CRA均非常接近正常参考值，经过14次节律深呼吸训练后就有非常显著的效果，与其类似的还有患者编号1939，13次训练后，本人表示睡眠显著改善，入睡时间由60分钟减少到5分钟。
- 患者编号2041的CRF=50和CRA=5，相对于参考值(63，12)，偏低较严重，但她坚持训练82次，同样取得了非常好的效果。
- 坚持节律深呼吸训练取得显著效果的典型是编号1933的患者，她的CRF=22，相较参考值低了许多，但是她坚持300多次节律深呼吸训练，虽然训练中，存在很多跟不上语音引导节奏的情况，仍然取得了显著的效果。

表4.8是一位更年期妇女(54岁，身高156 cm，体重49 kg)心肺呼吸试验的4个阶段的心肺呼吸试验结果。

表4.8　更年期妇女在心肺呼吸试验的4个阶段的心肺谐振系列指标

指标名称	自由呼吸	每分钟12次	每分钟9次	每分钟6次	参考值
心肺谐振频率(f_A)	16.9	12.2	8.9	6	
呼吸平稳度(RS)	0.41	0.849	0.84	0.72	0.80
平均心率(MHR)	73	70	67	65	60～100
心肺谐振幅度(CRA)	3.1	4.8	6.5	9.2	12
心肺谐振因子(CRF)	0.28	0.46	0.48	0.69	0.63

在整个呼吸试验的4个阶段，有如下表现：

(1) 呼吸频率和稳定度都比较好，说明患者对节律深呼吸训练的依从性和掌握程度都比较高。

(2) 随着呼吸频率降低,心率降低(73、70、67、65)。说明随着呼吸率频率的降低,患者进入心肺谐振的状态的程度越高,迷走神经得到增强,对心率的调控效果显著。

(3) 虽然4个阶段CRA值均偏低,但不严重。

她的症状并不严重,可以在短时间内取得比较好的训练效果。事实上,患者做了13次节律深呼吸训练,入睡由50分钟变为5分钟,更年期症状Kupperman评分从39下降至29,Beck抑郁量表评分从27下降至22,匹兹堡睡眠质量评分从12下降至5。

2. 国际上类似的临床研究成果

如前所述,在一定情况下,迷走神经张力可以用RSA的幅度来度量。RSA在心理健康状态的评估中可以作为一种"生物标志"(biomarker)。例如洛约拉大学芝加哥斯特里奇医学院(Loyola University Chicago Stritch School of Medicine)使用RSA作为指标来区分双向情感障碍和重度抑郁。[27]

然而,由于缺乏RSA的数字度量方法,医疗界只得使用心率变异性(HRV)中的时域度量(RMSSD)和频域中的高频分量(HF)来近似。例如,韩国成均馆大学医学院使用RMSSD来预测不同精神疾病诊断患者的近期自杀风险。[28]

然而,RMSSD是相邻心率差的方差,很难说产生相邻心率差的因素就是呼吸;使用HRV的HF的理由是呼吸频率在HF频率0.15~0.4 Hz范围之内。但是,且不论呼吸频率是否一定在高频范围,高频范围是否还有其他神经传入因素存在,HRV的频域分析已经丢掉了幅度信息。因此使用HRV的RMSSD和HF来近似RSA,是无奈之举:它们与RSA存在比较大的差别。

个性化节律深呼吸训练有助于改善焦虑和抑郁。美国新泽西州立大学综合调研了国际上使用呼吸训练干预焦虑症的临床试验研究文献[29],从中选出了40个随机对照试验案例。分析结果表明,与对照组相比,呼吸训练干预对焦虑症状显现出显著(中度到高度)的改善。可以观测到的改善表现在消极变为积极。当然,40个随机临床对比试验由于试验设计、试验对象等的不同,其结果也有所差别。

4.5.6 麻醉中疼痛指数监测、术前术后评估

麻醉操作、手术创伤引起交感神经和副交感神经的应激反应,过度的应激反应会造成不良后果。因此,术前自主神经评测对于优化麻醉方案很有必要;术后评测对于术后康复具有一定意义。

迷走神经同时存在于疼痛感知的神经传入回路和疼痛反应的神经传出回路中,因此,评测RSA幅度可以估值疼痛感受和疼痛应激水平。

术中镇痛和痛觉监测:斯坦福医学院麻醉科认为[30],传统的围术期麻醉是由麻醉医生进行经验性管理。准确定量患者围手术期的镇痛需求很重要,镇痛过度或不足都会导致不良后果。

患者对镇痛药的反应和对伤害性刺激的镇痛需求存在差异。目前已经有几种监测技术用于患者交感神经和副交感神经系统测量、评估伤害感受和镇痛水平之间的平衡,包括伤害

感受水平(NoL)指数、镇痛-镇痛感受指数(ANI)、手术容积描图指数(SPI)和瞳孔测量法。这些监测技术尚未广泛应用于临床。

1. 镇痛伤害感受指数

镇痛伤害感受指数(analgesia nociception index, ANI)由法国里尔大学医院Jeanne等于2009年提出，它评估RSA幅度，并规范化为0～100范围[31]。实质上，ANI是CRI中CRA在全麻非自主呼吸情况下的特例。麻醉中，ANI应该保持在50～70范围。低于50需要加大镇痛药物用量，高于70可以减少镇痛药物用量。

法国索邦大学医院麻醉科开展了ANI引导和标准程序下的前瞻性、随机、对照、单盲、双中心研究：80名接受择期全麻妇科手术的患者，靶控输注丙泊酚和瑞芬太尼。患者被随机分配到ANI或标准组，在ANI组，瑞芬太尼靶浓度根据ANI值每5分钟调整0.5 ng/mL；标准组的瑞芬太尼按标准惯例管理。主要目的是比较两组的瑞芬太尼消耗量；次要目的是比较麻醉质量，术后镇痛和慢性疼痛的发生率。

试验结果：ANI组瑞芬太尼消耗量较低，4.4(3.3；5.7)与5.8(4.9；7.1) μg/(kg • h)，差别为－1.4 μg/(kg • h)(P=0.0026)。丙泊酚的用量无差异；两组术后疼痛评分均较低；术后24小时吗啡用量无差异。术后3个月报告疼痛的患者比例：ANI组为18.8%，标准组为30.8%。

结论：在丙泊酚麻醉中，与标准做法相比，ANI指导可降低瑞芬太尼的消耗量，两组术后短期和长期镇痛无显著差异。

2. 心肺谐振系列指标在麻醉手术的术前、术中、术后的比较研究

以下是西安交通大学第二医院麻醉科的初步试验两组典型数据。①

案例1 一位迷走神经张力较强的患者：女性，23岁，身高156 cm，体重58 kg，进行了胫骨内固定装置取出术。表4.9是该患者术前心肺呼吸试验结果，各项指标都在正常范围：呼吸平稳，表示迷走神经张力的CRA以及与压力和炎症等相关的心肺谐振因子(CRF)都较好。表4.10所示术后的两次自由呼吸的各项CRI指标也都正常，恢复得很好。

表4.9 23岁女性全麻手术患者术前心肺呼吸试验中3个阶段的心肺谐振系列指标

指标名称	自由呼吸		每分钟9次		每分钟6次	
	测量值	参考值	测量值	参考值	测量值	参考值
心肺谐振频率(f_A)	15.4		8.8		6	
呼吸平稳度(RS)	0.29	0.41	0.902	0.75	0.861	0.80
平均心率(MHR)	63	60～100	72	60～100	64	60～100
心肺谐振幅度(CRA)	5	4	14	9	10	12
心肺谐振因子(CRF)	0.15	0.13	0.68	0.44	0.65	0.63

① 数据引自合作研究报告：蔡英敏，等. 心肺谐振系列指标在麻醉手术的术前、术中、术后的比较研究。

表4.10　23岁女性全麻手术患者术中、术后当天和术后第三天心肺谐振系列指标

指标名称	呼吸机		术后自由呼吸1		术后自由呼吸2	
	测量值1	测量值2	测量值	参考值	测量值	参考值
心肺谐振频率(f_A)	12.4	12.4	14.4		15.6	
呼吸平稳度(RS)	0.948	0.942	0.46	0.41	0.49	0.41
平均心率(MHR)	81	73	69	60～100	68	60～100
心肺谐振幅度(CRA)	3	2	9	4	5	4
心肺谐振因子(CRF)	0.039	0.357	0.08	0.13	0.167	0.13

图4.15是该患者术中ANI的变化曲线。ANI由心肺谐振系列指标CRI中的CRA进行0～100规范化处理而得。可见，患者大部分时间的ANI都处于50～70的正常范围之内。

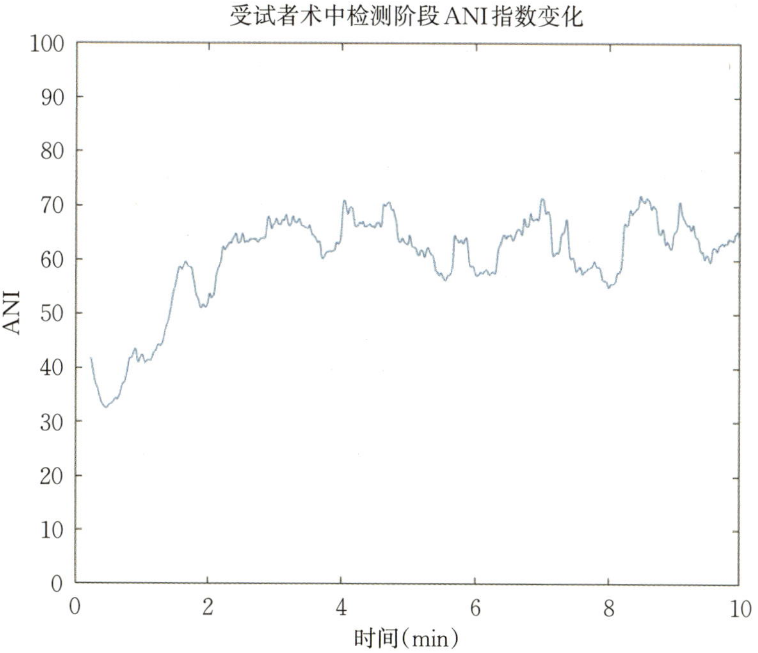

图4.15　23岁女性患者术中ANI的变化曲线(10 min)

案例2　是一名63岁的男性患者，身高177 cm，体重80 kg，进行了膝关节镜下半月板缝合术。患者术前心肺呼吸试验数据如表4.11所示。患者在心肺呼吸试验中的呼吸较为平稳，特别在每分钟9次和6次的节律呼吸阶段，呼吸平稳度较好，CRA和CRF都接近参考值。

表4.12中术后的两次评测显示，呼吸平稳度不够，CRA和CRF都偏低。第一次心律84，CRA=2，CRF=0.051，提示其手术疼痛和炎症因素的影响，交感神经反应激励，迷走神经仍然低下，导致心率偏高。第二次有一些改善。

表4.11　63岁男性全麻手术患者心肺呼吸试验3个阶段的心肺谐振系列指标

指标名称	自由呼吸		每分钟9次		每分钟6次	
	测量值	参考值	测量值	参考值	测量值	参考值
心肺谐振频率(f_A)	16.3		8.8		6	
呼吸平稳度(RS)	0.332	0.41	0.801	0.75	0.725	0.80
平均心率(MHR)	69	60～100	68	60～100	68	60～100
心肺谐振幅度(CRA)	2	4	7	9	5	12
心肺谐振因子(CRF)	0.096	0.13	0.448	0.44	0.408	0.63

表4.12　63岁男性全麻手术患者术中、术后当天和术后第三天心肺谐振系列指标

指标名称	呼吸机		术后自由呼吸1		术后自由呼吸2	
	测量值1	测量值2	测量值	参考值	测量值	参考值
心肺谐振频率(f_A)	12.4	12.4	15		18	
呼吸平稳度(RS)	0.947	0.878	0.317	0.414	0.284	0.414
平均心率(MHR)	60	62	84	60～100	67	60～100
心肺谐振幅度(CRA)	3	2	2	4.25	1	4.25
心肺谐振因子(CRF)	0.248	0.074	0.051	0.133	0.15	0.133

图4.16是该63岁男性患者术中ANI的变化曲线。ANI由CRI中的CRA进行0～100规范化处理而得。患者的ANI大部分时间都处于50～70的正常范围之内，但也有少数高于70之处。

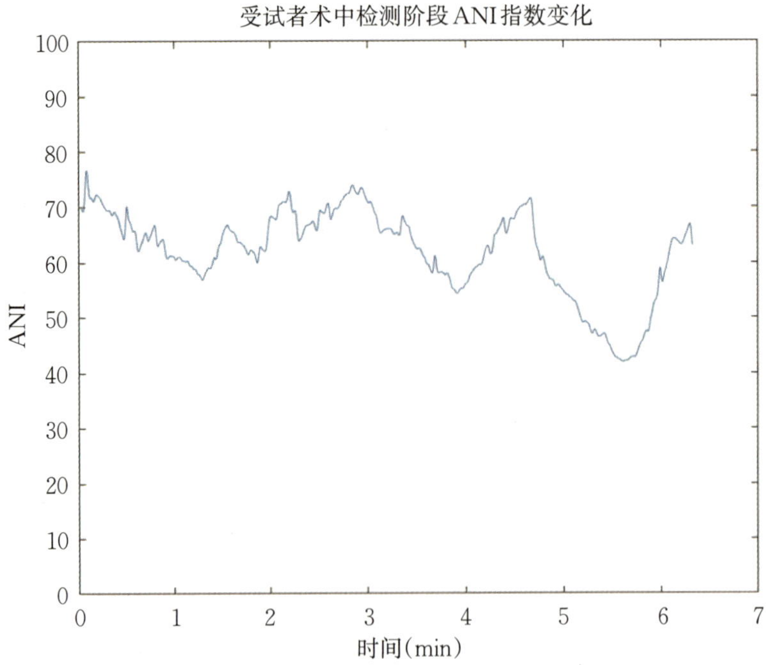

图4.16　63岁男性患者术中ANI的变化曲线(10 min)

图4.17是两位患者的术前(取每分钟9次呼吸试验值)、术中、术后的心肺谐振系列指标中心肺谐振幅度CRA和心肺谐振因子CRF的变化示意图。由图可见：

(1) 23岁患者术前心肺谐振指标为CRA=14,CRF=0.683,相较之下,63岁患者术前心肺谐振指标为CRA=7,CRF=0.448。二者的心肺谐振系列指标值有一些差距,前者很好,后者尚可,但都在较正常范围。

(2) 术中,由于麻醉药物作用和呼吸机的应用,二者CRA值都降到3、2(以心率变化计)之间。转换成ANI(以RR间期时间差计),值均在50～70范围,也即较为正常的疼痛感受控制范围。

(3) 在术后恢复期间,由于手术创伤等影响,CRF都比较低,分别为0.08和0.051。第3天进一步恢复至0.167和0.15。心肺谐振幅度CRA的恢复,与他们术前水平高度相关,术后当天和术后第3天CRA分别为9、5和2、1。

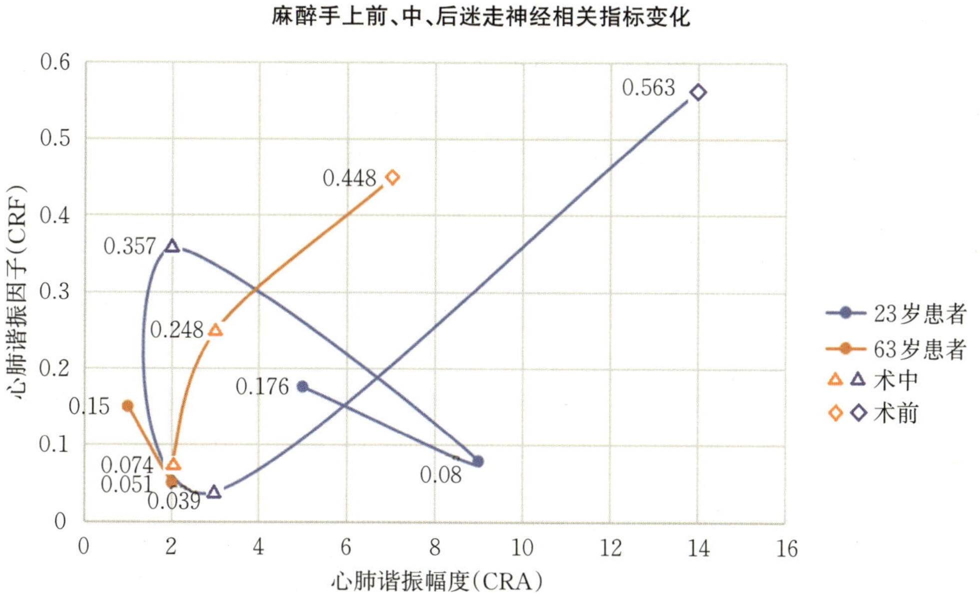

图4.17　两位麻醉手术术前、中、后心肺谐振系列指标的变化图

本 章 小 结

心理健康的重要性众所周知。自主神经调控生理病理学告诉我们,心理健康与中枢自主神经和下丘脑-垂体-肾上腺(HPA)轴调控系统的状态息息相关。本章从自主神经心肺调控的重要生理现象——RSA入手,建立了迷走神经评测的神经生理病理学模型,并通过心肺呼吸试验求解RSA数字指标的动态系统的因果关系分析方法,以及相应的心肺呼吸试验和CPRT。

RSA是人体唯一能够改变自主神经调控节律的生理现象。随着节律呼吸频率的降低,呼吸与心率变化产生共振现象。此时，氧代谢效率最高，血氧高、心情舒畅、心理压力和炎症因子降低。由CPRT测量出的“心肺谐振系列指标”包含自由呼吸和节律呼吸状态下RSA的数字度量、达到心肺谐振的程度以及其中迷走神经张力、心理健康、压力和炎症水平相关的数字度量。

人体中枢自主神经系统的“通用谐振原理”认为，人体的神经网络区域都有各自的谐振频率，神经系统与机体和器官间的交互，需要“调谐”(synchronize)。心肺谐振就是最为典型的例子：心肺谐振的幅度和谐振因素是谐振水平的数字度量，也是心理健康、心血管、糖尿病等重大慢病评估和干预的靶向指标。交感神经和副交感神经系统的失衡、迷走神经张力的不足，是高血压、心衰、心律失常、呼吸疾病、糖尿病和心理疾病的起因，CRI为这些疾病的精准施治提供数字证据和靶向指标。

心肺谐振系列指标、心肺谐振理论体系，为节律深呼吸训练提供了理论支撑、数字度量、实施手段。

以CPRT的心肺功能评估、个性化节律深呼吸处方制订、节律深呼吸训练引导和监测、康复进程评估和优化的全流程迷走神经评测和增强一体化功能，并介绍了几个临床应用的实例，包括早期高血压的评测和康复，心衰患者和糖尿病患者的双心康复，妇女孕期和更年期心理健康评测和调理，麻醉的术前评测、术中监测和术后康复。

参考文献

[1] Mehra R, Tjurmina O A, Ajijola O A, et al. Research opportunities in autonomic neural mechanisms of cardiopulmonary regulation: A report from the National Heart, Lung, and Blood Institute and the National Institutes of Health Office of the Director Workshop[J]. JACC: Basic to Translational Science, 2022, 7(3):265-293.

[2] Porges S W. Polyvagal theory: A biobehavioral journey to sociality[J]. Comprehensive Psychoneuroendocrinology, 2021, 7: 100069.

[3] Grossman P, Taylor E W. Toward understanding respiratory sinus arrhythmia: Relations to cardiac vagal tone, evolution and biobehavioral functions[J]. Biological Psychology, 2007, 74(2): 263-285.

[4] Marmot M, Brunner E. Cohort profile: The Whitehall II study[J]. International Journal of Epidemiology, 2005, 34(2):251-256.

[5] Boehm J K, Peterson C, Kivimaki M, et al. Heart health when life is satisfying: evidence from the Whitehall II cohort study[J]. European Heart Journal, 2011, 32(21): 2672-2677.

[6] Headrick J P, Peart J N, Budiono B P, et al. The heartbreak of depression: 'Psycho-cardiac' coupling in myocardial infarction[J]. Journal of Molecular and Cellular Cardiology, 2017, 106: 14-28.

[7] Cui J, Huang Z, Wu J, et al. Cardiopulmonary resonance function and indices—a quantitative measurement for respiratory sinus arrhythmia[J]. Frontiers in Physiology, 2020, 8(11):867.

[8] Noble D J, Hochman S. Hypothesis: Pulmonary afferent activity patterns during slow, deep breathing contribute to the neural induction of physiological relaxation[J]. Front Physiol, 2019, 10:1176.

[9] Vaschillo E G, Vaschillo B, Lehrer P M. Characteristics of resonance in heart rate variability stimulated by biofeedback[J]. Applied Psychophysiology & Biofeedback, 2006, 31(2):129-142.

[10] Ignarro L J. The right way to breathe during the coronavirus pandemic[J/OL]. Conversation, 2020.

https://medicalxpress.com/news/2020-06-coronavirus-pandemic.html.
[11] Science Of Longevity: Telomeres & The Impact of Meditation With Elizabeth Blackburn[J/OL]. (2016-2-11).https://www.facebook.com/menlaretreat/posts/science-of-longevity-telomeres-the-impact-of-meditation-with-elizabeth-blackburn/10153388622776556/.
[12] Chen S, Sun P, Wang S, et al. Effects of heart rate variability biofeedback on cardiovascular responses and autonomic sympathovagal modulation following stressor tasks in prehypertensives[J]. Journal of Human Hypertension, 2016, 30(2): 105-111.
[13] Brook R D, Appel L J, Rubenfire M, et al. Beyond medications and diet: alternative approaches to lowering blood pressure: a scientific statement from the american heart association[J]. Hypertension, 2013, 61(6): 1360.
[14] Xiao X, Deng X, Zhang G, et al. Monitoring of the regulatory ability and regulatory state of the autonomic nervous system and its application to the management of hypertensive patients: a study protocol for randomised controlled trials[J]. BMJ Open, 2023,13: e063434.
[15] 单紫葳.个体化呼吸训练对慢性心衰患者自主神 经功能影响的随机对照试验[D].上海:同济大学,2023.
[16] Lachowska K, Bellwon J, Narkiewicz K, et al. Long-term effects of device-guided slow breathing in stable heart failure patients with reduced ejection fraction[J]. Clin Res Cardiol, 2019, 108(1): 48-60.
[17] Pu C Y, Batarseh H, Zafron M L, et al. Effects of preoperativebreathing exercise on postoperative outcomes for patients with lungcancer undergoing curative intent lung resection: a meta-analysis[J]. Arch-Phys Med Rehabil, 2021, 102(12): 2416-2427.
[18] Balint E M, Grüner B, Haase S, et al. A randomized clinical trial to stimulate the cholinergic anti-inflammatory pathway in patients with moderate COVID-19-pneumonia using a slow-paced breathing technique[J]. Front Immunol, 2022, 13: 928979.
[19] Krontira A C, Cruceanu C, Binder E B. Glucocorticoids as mediators of adverse outcomes of prenatal stress[J].Trends in Neurosciences, 2020, 43(6): 394-405.
[20] Davis E P, Hankin B L, Glynn L M, et al. Prenatal maternal stress, child cortical thickness, and adolescent depressive symptoms[J]. Child Development, 2020, 91(2): e432-e450.
[21] Abbott P W, Gumusogl S B, Bittle J, et al. Prenatal stress and genetic risk: How prenatal stress interacts with genetics to alter risk for psychiatric illness[J]. Psychoneuroendocrinology, 2018, 90: 9-21.
[22] Lazarides C, Epel E S, Lin J, et al. Maternal pro-inflammatory state during pregnancy and newborn leukocyte telomere length: A prospective investigation[J]. Brain Behav Immun, 2019, 80:419-426.
[23] Jiaerken D, Huang Z, Zhao S. An exploratory pilot study on the effects of HRV biofeedback on pregnant women and fetuses[C]. AIP Conference Proceedings, 2019.
[24] Beckham J, Greene T B, Meltzerbrody S. A pilot study of heart rate variability biofeedback therapy in the treatment of perinatal depression on a specialized perinatal psychiatry inpatient unit [J]. Archives of Womens Mental Health, 2013, 16(1): 59-65.
[25] Siepmann M, Hennig U D, Siepmann T, et al. The effects of heart rate variability biofeedback in patients with preterm labour [J]. Appl Psychophysiol Biofeedback, 2014, 39(1): 27-35.
[26] Kudo N, Shinohara H, Kodama H. Heart rate variability biofeedback intervention for reduction of psychological stress during the early postpartum period [J]. Applied Psychophysiology & Biofeedback, 2014, 39(3-4): 203-211.
[27] Rahal D, Bower J E, Irwin M R, et al. Resting respiratory sinus arrhythmia is related to emotion reac-

tivity to social-evaluative stress[J]. Journal of Affective Disorders, 2023, 320: 725-734.
[28] Lee D, Baek J H, Cho Y J, et al. Association of resting heart rate and heart rate variability with proximal suicidal risk in patients with diverse psychiatric diagnoses[J]. Front Psychiatry, 2021, 12: 652340.
[29] Leyro T M, Versella M, Yang M-J, et al. Respiratory therapy for the treatment of anxiety: Meta-analytic review and regression[J]. Clinical psychology review, 2021, 84(1): 101980.
[30] Anderson T A. Intraoperative analgesia-nociception monitors: where we are and where we want to be [J].Anesthesia and analgesia, 2020, 130(5):1261-1263.
[31] Sabourdin N, Burey J, Tuffet S, et al. Analgesia nociception index-guided remifentanil versus standard care during propofol anesthesia: a randomized controlled trial[J]. J Clin Med, 2022, 11(2): 333.
[32] Wu J K, Huang Z, Zhang Z, et al. Quantitative assessment of autonomic regulation of the cardiac system[J]. Journal of Healthcare Engineering, 2019, 2019:4501502.doi:10.1155/2019/4501502.
[33] Cui J, Huang Z, Wu J, et al. Cardiopulmonary resonance function and indices-a quantitative measurement for respiratory sinus arrhythmia[J]. Frontiers in Physiology, 2020,8(11): 867.
[34] Wu J K, Li J, Seely A, et al. Chronotropic competence indices extracted from wearable sensors for cardiovascular diseases management[J]. Sensors 2017, 17(11): 2441.
[35] Cui J, Huang Z, Wu J, et al. Model-based assessment of cardiopulmonary autonomic regulation in paced deep breathing[J]. Methods, 2022, 204: 312-318.
[36] Cui J, Huang Z, Wu J. Automatic detection of the Cyclic Alternating Pattern of sleep and diagnosis of sleep-related pathologies[J]. Sensors, 2022, 22(6): 2225.
[37] Cui J, Wu J, Jiaerken D, et al. A wearable system for cardiopulmonary assessment and personalized respiratory training[J]. Future Generation Computer Systems, 2020, 112: 1131-1140.

第5章　面向大众的数字健康

如前面章节所述，自主神经系统是健康和疾病的中心，它调控人体各器官，在体内和外部干扰和变化时，使之都能有张有弛，处于稳定状态，保证人体的正常运行。

我们建立了自主神经心脏调控系统大模型，包括阐述自主神经心脏调控系统结构和功能的解剖学和生理学模型，分析自主神经心脏调控的信号和系统模型，以及求解和计算自主神经功能和指标的贝叶斯动态网络模型。

接着，阐述了在心肺运动试验场景，针对运动开始时的"正向运动阶跃"和运动停止时的"负向运动阶跃"，定义和求解交感神经响应增益(SRG)和副交感神经抑制能力(PIA)；叙述了这些指标在交感过激型高血压、糖尿病、心衰等的诊断和康复中的应用。

又规范了呼吸试验场景，引导被测者进行节律深呼吸，达到心肺谐振状态，定义了心肺谐振系列指标(CRI)，定量评测迷走神经张力和心理健康水平；讨论了心肺谐振系列指标在心理健康评测和改善，双心康复等方面的应用。

这些构成了"自主神经系统评测和干预"技术体系的雏形。

数字健康属于我们每一个人，本章我们着重介绍适合个人和家庭的数字健康技术，注册名"iWell"。

在前言，我们给出了数字健康技术的三个要求：身心健康，根据WHO的定义即为"身体上、精神上的完满状态以及良好的适应力"；评估监测与个性化干预一体化；数字、智能、适宜。

自主神经系统是健康和疾病的中心，自主神经系统数字评测和干预技术为疾病的精准诊断和预后提供数字证据。本章讲述其面向大众的身心健康所提供的数字、智能、适宜和方便的解决方案。自主神经系统的数字评测可以发现早期的自主神经失衡，评估亚健康状态，为预防和保健提供数字度量和建议；自主神经干预是有效的非药物治疗和保健方法，适合压力大的一线工作人员、妇女、老年人等不同人群。交感神经和副交感神经的评测也为中医的阴阳虚实提供循证依据，充分发挥中医"治未病"的作用。

5.1　iWell的技术基础和构成

"iWell——面向大众的数字健康"的理论基础是自主神经心脏调控大模型，核心技术是自主神经系统的数字评测和干预，如图5.1所示。在此基础上，面向个人提供身心健康监测、评估和以"神经干预"(neuro-modulation)为靶向的个性化保健和康复训练。

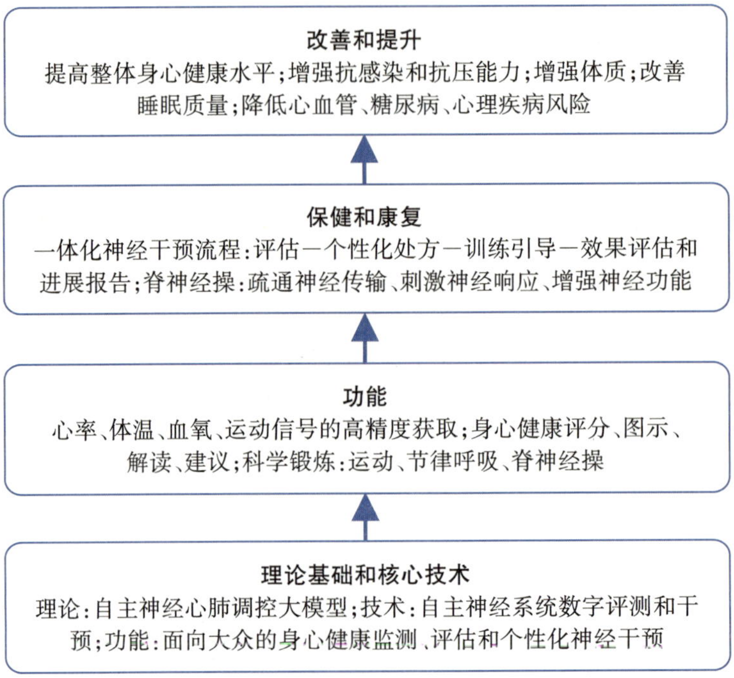

图 5.1 "iWell——面向大众的数字健康"的技术基础和设计理念

5.1.1 身心健康监测

iWell的第一个要求是身心健康评估和监测。WHO给出了健康的定义，但是，如何评估身体和心理健康？

长期以来，人们把运动健康等同于身体健康。中小学和大学都有"体质健康标准"，体测项目包括体重指数(BMI)、肺活量、50米跑、坐位体前屈、立定跳远、中长跑等。

这里，我们把运动分成两部分：一是运动习惯，即每天完成一定的运动量，消耗一定的能量；二是运动能力。以6分钟步行距离为运动能力度量的同时，更以交感神经响应增益度量运动能力，副交感神经抑制能力度量运动安全，使得运动健康的定义更深一个层次，更为全面——运动抑制能力是健康的重要方面。

以CRI来度量心理健康，是我们第一个提出来的。其背后的生理学基础已经在第4章中做了阐述。在系统水平讨论，感受器获得的人们的任何一个活动的神经传入，都会由中枢送往多个神经调控回路，从而调动机体和器官的协同。大量的研究表明，呼吸信号的神经传入，不仅进入心脏调控回路，形成呼吸窦性心律不齐现象，并在0.1 Hz左右达到心肺谐振，而且呼吸信号同样进入中枢，引起前额叶内侧的皮质区域的谐振，频率在4 Hz附近，有效调节前额叶伽马节律。前额叶内侧的皮质区域主管情绪、认知和记忆。节律深呼吸信号的传入引起的谐振，可以有效降低焦虑、抑郁，提高认知和记忆水平。

这就是说，我们所阐述的自主神经系统的数字评测和干预技术为数字健康所要求的"身心健康"评估和监测提供了技术基础。

5.1.2　评估和干预一体化

在自主神经心脏调控大模型的理论和技术的支持下，iWell有身心健康评估的一整套评分机制：从评分层次来说，身心健康评分是总体评分，下面又分为运动能力评分、自适应能力评分、睡眠评分。从评分机制来说，包括通俗易懂的100分制得分；计算得分的各项实测专业指标数值、得分计算图示；各项专业指标的生理学意义；实际测量值与参考值的关系、问题分析和建议。

完成数字步行试验获得运动能力评分和完成呼吸试验获得自适应能力评分的同时，系统推荐个性化运动训练处方和个性化节律深呼吸训练处方，同时提供三个自主神经干预和调理方法：

(1) 运动训练干预。提供个性化运动处方，运动训练提醒、引导、监测和报告；以运动作为神经传入，刺激心肺代谢系统的自主神经调控，达到增强交感神经和副交感神经调控能力以及心肺氧代谢系统能力的目的。

(2) 节律深呼吸训练干预。提供个性化节律深呼吸处方，节律深呼吸训练提醒、引导、监测和报告；以节律深呼吸神经传入，达到心肺谐振状态，从而最大化氧代谢效率、增强迷走神经张力、提高心理健康水平。

(3) 脊神经操。脊神经操是根据中枢自主神经解剖学、生理学模型以及神经传入刺激与神经和器官重建原理，以脊柱为主体，达到中枢自主神经疏导和刺激增强目的的自我训练方法。该方法由我们提出提供脊神经操的提醒、引导和进展报告。

5.1.3　数字、智能、适宜

iWell的架构如图5.2所示。其主要特点为：采用方便且友好的穿戴设备，人们可以根据爱好，选择智能指环或手表。指环同时采集光电容积脉搏波描记(PPG)信号、三维加速度运动信号、体温、血氧饱和度。

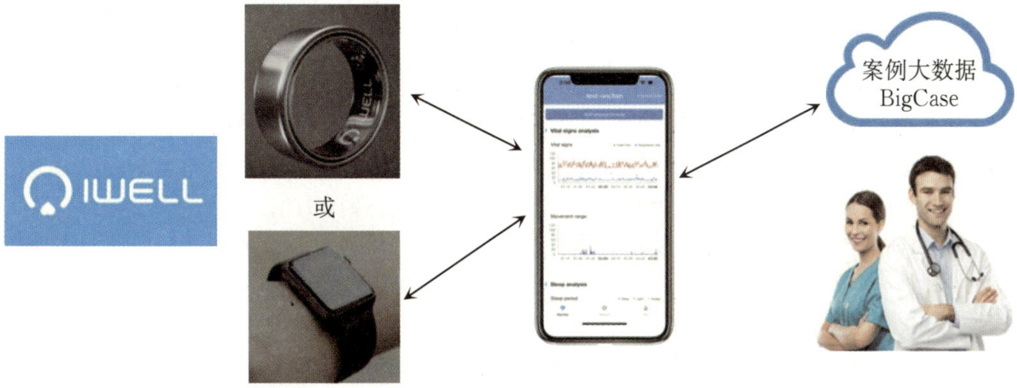

图5.2　iWell——面向大众的数字健康的构成

由于电池容量和穿戴方式的要求，由这些信号所分析提供的心率和运动，达不到数字DCWT所使用的具有药监局注册证书的心电和运动信号采集设备(DEG-A-S)的精准度，也没有CPRT中所使用的心电和呼吸信号采集设备(DEG-B-S)中的呼吸信号。但是，省去了DEG-A-S和DEG-B-S需要的电极贴片和佩戴心电记录器的不便。

为了弥补与专业设备测量水准的差距，我们做了如下技术处理：

在指环和手表硬件设计中，采用多接受通道融合，提高PPG信号的信号可信度和抗运动噪声的能力。

从PPG信号提取呼吸信号。呼吸信号的采集和提取一直是一个研究课题。呼吸信号对PPG的调制，不仅存在于心率的改变，也存在于呼吸信号所引起的胸腔起伏，对血管中血流形成的幅度调制和强度调制。从PPG信号中提取并融合这三种调制(频率、幅度、强度)，合成呼吸信号，是到目前为止，最为有效的方法。

从PPG信号实现逐拍血压估计。PPG信号是由心脏泵出血流，经血管形成的血流波形信号。它包含了心脏搏动信息、血液和血管特性相关信息。这些都是血压形成的关键因素。从PPG信号中提取心脏、血液、血管相关特征，采用大数据学习算法，完成从PPG信号估计逐拍血压，并达到美国医疗仪器促进协会(AAMI)精度标准。

在前面叙述的自主神经评测和干预技术和指标的基础上，进一步研发了一整套身心健康数字评分和数字指标，协助佩戴者及时、准确地了解自己的健康状况，分析潜在问题，提供改善方案，提醒和引导有关训练。

APP按时总结和分析各项身心健康指标，提醒需要进行的锻炼和注意事项。在它的帮助下，各项指标得分会得到有效提升，潜在问题得到及时解决。

APP也与服务端的大案例数据库相连，在您需要的时候，可获得专家意见和定制服务。

5.2 iWell的身心健康评分机制

iWell有两种工作模式：一是监测模式，定期采集和分析PPG信号、三维加速度信号、体温和血氧；二是设定场景下的数据同步采集和分析模式。

一旦指环的固件程序检测到其处于被佩戴状态，立即自动进入监测模式，定期采集数据并存储于本地。同时，蓝牙通信模块也向APP发出连接请求。当APP被打开，蓝牙连接，存储于本地的数据立即上传至APP，APP也立即启动相应的分析和显示。图5.3(a)所示的主屏，右上角显示蓝牙连接状态；下面有心率、体温、血氧和心理压力值。

iWell的所有数据融合分析，身心健康监测、数字步行试验、呼吸试验以及呼吸训练和脊神经操等所有算法和功能都是在APP中实现的。因此，下面的介绍都会配合APP截屏展开。

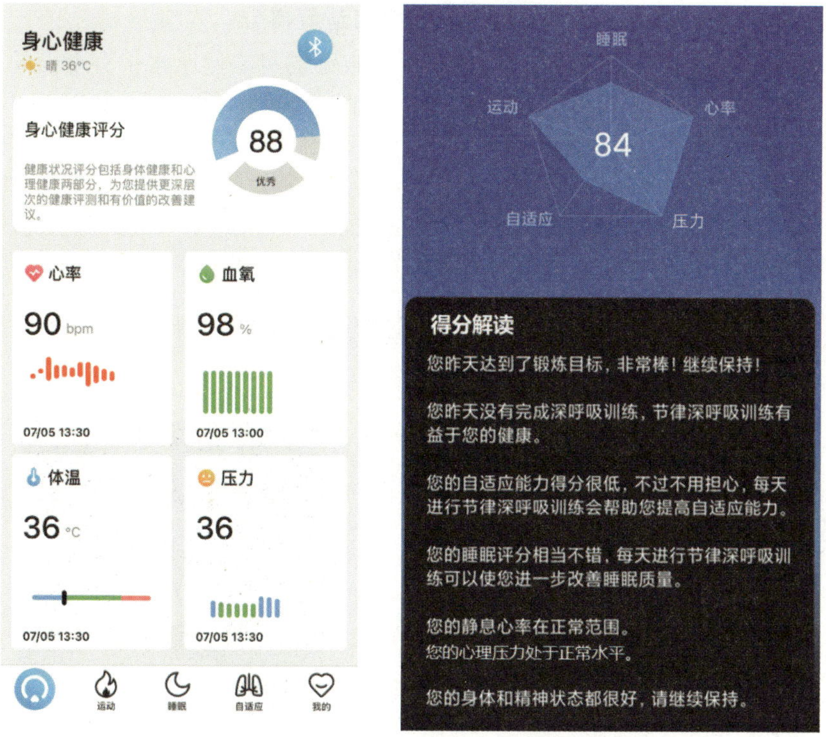

(a) iWell主屏　　　　(b) 身心健康评分

图5.3　iWell主屏和身心健康评分

(a) 主屏显示心率、血氧饱和度、体温和心理压力；同时显示身心健康评分和蓝牙连接状态(右上角)；主屏最下面的功能键："运动""睡眠""自适应""我的"分别是三个二级评测评分以及用户信息与设置。(b) 身心健康评分由睡眠、运动、自适应三个第二阶层评分，以及静息心率、心理压力，共五大因素组成。运用个人设置可以选择亮屏和暗屏、中文和英文。

5.2.1　身心健康总评分

身心健康评分是身心健康水平的总体数字度量。身心健康评分机制以图形表示，告诉用户每天身体和精神健康的实际状况。如图5.3(b)所示，身心健康得分由睡眠、运动、自适应三个第二层评分和静息心率、心理压力，共五大因素组成。运动和自适应分别属于身体和心理，睡眠则是身心恢复的关键。将静息心率列为五个关键因素的理由是，静息心率处于60～80 bpm，是自主神经处于平衡状态的直接且重要的标志。

与身心健康评分一起给出的还有得分解读、行动建议。

身心健康得分采用大众习惯的百分制。80分以上为优良，60～80分范围为正常，低于60分需要多加注意。

根据身心健康得分及其图形表示，生成如图5.3(b)所示的图示和得分解读。由图中所示实际例子的图形和解读，该用户可以很容易地理解影响身心健康得分的因素：自适应得分低是主要原因，睡眠得分也有待改善。如解读中所明示的，需要认真进行节律深呼吸训练，持之以恒，它可以改善睡眠，提高心理健康水平和自适应得分。

可见，以身心健康得分为靶向指标，用户可对自己的身心健康水平有全面的了解，保健和康复的方向明确、方法清楚；可以采取积极主动的措施改善整体身心健康水平；努力的效果，也会日复一日，以数字和图形的方式呈现给用户。

5.2.2 运动评分和运动能力评测

图5.4展示了日常运动监测在设置为英语时的截屏和数字心肺步行试验（DCWT）得分评测。

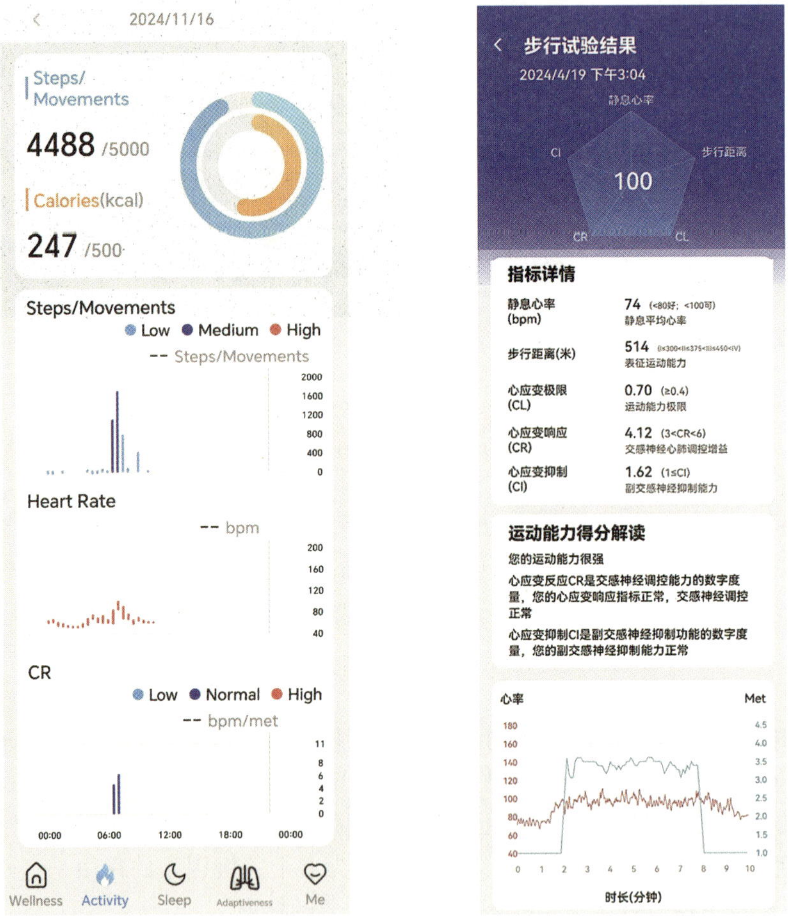

（a）运动评分 （b）运动能力评测

图5.4 运动评分与运动能力评测

1. 日常运动监测

iWell实施24小时运动与心率同步监测和分析。对照图5.4(a)中下方的“运动(Activity)”功能APP截屏：

• 图(a)上半部分是当日步数和消耗的能量(卡路里)的累积数,对照用户设定的日常活动目标步数(每天5000步),浅蓝外圈的圆缺表示完成当日活动目标(步数)的百分比;浅黄内圈的圆缺表示能量消耗百分比。

• 图(a)下半部分三项,分别是以每分钟步数表示的运动强度、心率和心应变率(CR),同步示出了运动强度作为神经传入,经交感神经和副交感神经调控所引起的心率变化。被测者的25分钟左右的步行,对应于图中以两个蓝色竖线表示的步数最大的区间,对应的心率也同步升高,经分析所得的CR,也以蓝色竖线表示。如图中蓝色表示正常,即对应于交感神经调控能力的心应变响应指标CR处于正常水平。虽然心应变率的计算是在佩戴者的随意散步中测量的,但是由于是在步行时间超过20分钟,积累了足够数据的基础上计算的,所以有一定的可靠性。

2. 数字步行试验

iWell引入了第3章介绍的数字心肺步行试验,并在DCWT所得出的6分钟步行距离、心应变极限、心应变率、心应变抑制的基础上,定义了运动能力评分,如图5.4(b)上面的五个因素综合评分图。这里也包含了静息心率,因为运动强度、运动心率变化都是以静息状态为参考的。6分钟步行距离在临床上广泛用于评估运动能力,这里作为运动能力评分的一项指标。

如图5.4(b)中的"指标详情",列出了被测者在这次DCWT中的五个指标的实测值以及相应的正常参考值范围。由于实际测量值都在正常参考值范围之内,因此总体运动能力得分是满分。当然,iWell是面向大众的身心健康评测系统,其对运动能力的定义与竞技体育中的定义完全不同。相较于肌肉运动强度,其重点在于交感神经运动调控能力和副交感神经的运动抑制能力。

iWell将数字步行试验规范固定为2分钟静息、6分钟步行、2分钟静息。图5.4(b)下面是10分钟试验期间以MET表示的运动强度和心率变化曲线。通过这个曲线我们可以观测到,随着运动强度的正向阶跃和运动停止时运动强度的负向阶跃,心率的变化趋势。由此计算的两个核心指标:对应于运动驱动力的CR和对应于运动制动力的CI。前者是运动力,后者是运动安全;CR过高存在心血管和糖尿病风险,CI低下则存在运动风险。根据此临床意义,生成图中的运动能力得分解释。

这样,通过有效地跟踪活动水平并利用运动能力评分图形和解读,用户能够清楚地理解他的运动水平和运动能力,合理规划和管理运动和锻炼,防范可能的风险。

5.2.3　自适应评分

迷走神经调控下的RSA,是人体自适应能力的度量,即使人在各种情况变化下都能满足身体代谢、能量和行为的需求[1]。也就是WHO所说的"良好的适应力"。因此,我们使用自适应(adaptiveness)评分来定义心肺呼吸试验和节律深呼吸中所测量出来的CRI的综合得分。

自适应能力衡量身体和心理应对人体活动、体内外变化、压力、炎症等事件的应激反应能力。

一位著名运动员在回答提问“如何克服大赛前心情紧张”时，说了3个字“深呼吸”。在做小型不使用麻醉的检查（如胃肠或鼻腔镜检查）或手术时，为了克服疼痛或不适，医生会让患者深呼吸。

在整个调控系统中，迷走神经通道提供疼痛和应激感受神经传入，前文中的全麻中的ANI，就是CRA的特殊情景下的归一化度量。

在神经传出调控中，迷走神经提供的是抑制功能。根据多层迷走神经理论，迷走神经张力是自适应能力，特别是心理健康和行为控制的神经基础。

呼吸主要通过迷走神经影响心率：吸气时心率增加，呼气时心率减少，称为呼吸性窦性心律不齐。迷走神经调控下的RSA生理现象，吸入的氧通过肺部毛细血管以较高的效率输送到人体各机体，保证人体的正常运行。同时，节律呼吸也进入中枢，与多个关键神经功能区形成谐振，降低压力、疼痛、炎症等的影响，使这些功能区正常工作。

呼吸试验利用节律呼吸，定量评估RSA：节律深呼吸导致心肺谐振，使RSA达到最大。由此定义和计算CRA和CRF，并进一步得出自适应能力评分。

图5.5是用以自适应评测的心肺呼吸试验报告的APP截屏。

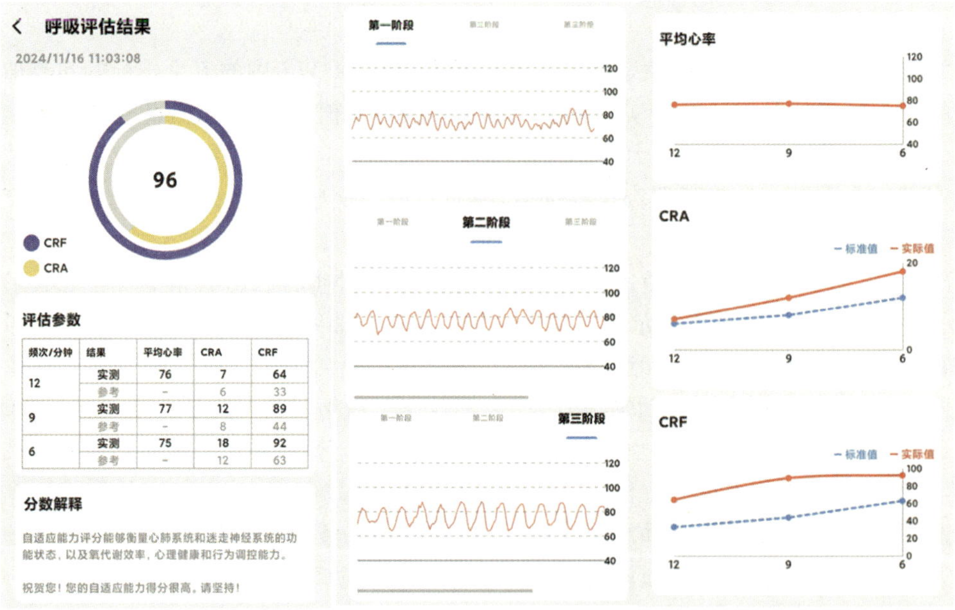

图5.5　心肺呼吸试验报告

从左到右，分别是3个试验阶段，每分钟12次、9次、6次节律呼吸下的CRA、CRF得分（以圆周表示），实际测量值，以及分数解读；3个试验阶段的心率变化曲线；3个试验阶段中静息心率、CRA、CRF的变化，以及与参考值的对比。针对这一被测者数据可见，随着呼吸频率从每分钟12次，降低到9次和6次，心率有所降低，CRA和CRF增加。相比之下，每分钟6次，更加接近心肺谐振点。

这里，呼吸试验程序规范为：端坐静息，全神贯注；点击进入“呼吸试验”，跟随语音引导节奏，完成3个试验阶段的节律呼吸——每分钟12次、每分钟9次、每分钟6次节律呼吸各3分钟，共9分钟。

图5.5中所示是一份典型的健康人的呼吸试验报告：从左到右，分别是三个呼吸频率阶段的平均心率、CRA、CRF的实际测量值和参考值，以圆圈表示的得分，得分解读；三个呼吸阶段的心率变化曲线；三个呼吸阶段的平均心率、CRA、CRF的实际测量值与参考值的变化分析图。由此实例可以看出，随着呼吸频率的降低，平均心率会有所下降，达到心肺谐振的程度会有所增大，CRA和CRF增加。

心肺谐振幅度CRA直接度量心肺谐振水平，间接度量节律深呼吸引起大脑前额叶皮质区域（主管情绪、认知和记忆）的谐振水平。因此，CRA不仅表示心肺氧代谢效率，也关系着中枢心理和认知状态。因此，人们把CRA作为心理健康的数字度量，也度量迷走神经张力、行为控制能力。

CRF度量的是自主神经心肺调控回路的品质因素，也与回路中影响心肺谐振的阻尼因子有关。显然，心肺谐振回路中影响谐振的阻尼因子，是压力和炎症等神经传入所引起的回路中的神经重构和异常。也可以理解为整个数据调控系统中的压力和炎症的严重程度，越严重，CRF得分越小。

解读图5.5的呼吸试验报告时，应该进一步分析平均心率、CRA、CRF随节律呼吸频率的降低而产生的变化：

在三个不同的节律呼吸阶段，选择CRA最大的那个阶段的呼吸频率，作为个性化节律深呼吸训练的呼吸频率。根据呼吸试验报告，系统会推荐节律深呼吸训练处方。其中，适合被测者的呼吸频率是关键。其他呼吸训练处方参数的缺省值：训练时长应该在10～20分钟，吸呼比为2∶3，呼吸方式为鼻吸口呼，每天一次。

随着节律呼吸频率的降低，平均心率有所降低，CRA和CRF有所提高，表明节律深呼吸训练对被测者有益，改善中枢和自主神经功能。如果被测者有高血压、焦虑、心血管问题、糖尿病，节律深呼吸训练都会产生康复效果。当然，这需要长期坚持。通常，4周的节律深呼吸训练就会产生效果。

5.2.4 个性化节律深呼吸训练

自适应评分与衰老、心理健康、心肺、糖尿病和高血压密切相关，可以作为这些疾病康复的靶向指标。临床试验和应用表明，自适应评分与学生的考试成绩和其他各项竞争性工作的表现高度相关，也可以作为提高成绩和竞争力的靶向指标。

与呼吸相关的修身方法自然要数佛教的坐禅，但有“师傅领进门，修行在个人”之说。现在流行的修身，有正念、冥想等。根据网上的说法：“正念源自佛教禅修，后发展为心理学中的概念，指将注意指向当下目标而产生的意识状况，且不加评判地接纳此时此刻的各种经历或体验。”

1. iWell节律深呼吸训练的优势

iWell的呼吸试验和节律深呼吸训练是集成的一体化智能系统（图5.6），其优势如下：

（1）具有坚实的生理学基础。节律深呼吸训练引起心肺谐振以及相应的中枢神经功能区中的谐振，能增强神经功能、提高氧代谢效率，巩固“内稳态”和“阴阳平衡”。这些都是由大量权威的生物医学研究成果所证明了的，其中包括不少诺贝尔奖成果。

(2) 明确的训练目标。达到心肺谐振是目标，并以CRA和CRF来度量达到目标的水平。达到心肺谐振的水平越高，心肺神经调控回路以及相应的中枢神经功能回路的状态越好，结果是氧代谢效率提高、情绪和认知功能改善。

(3) 训练处方化、引导智能化、效果可视化。使几乎所有用户都可以马上进入训练状态，取得良好的训练效果。

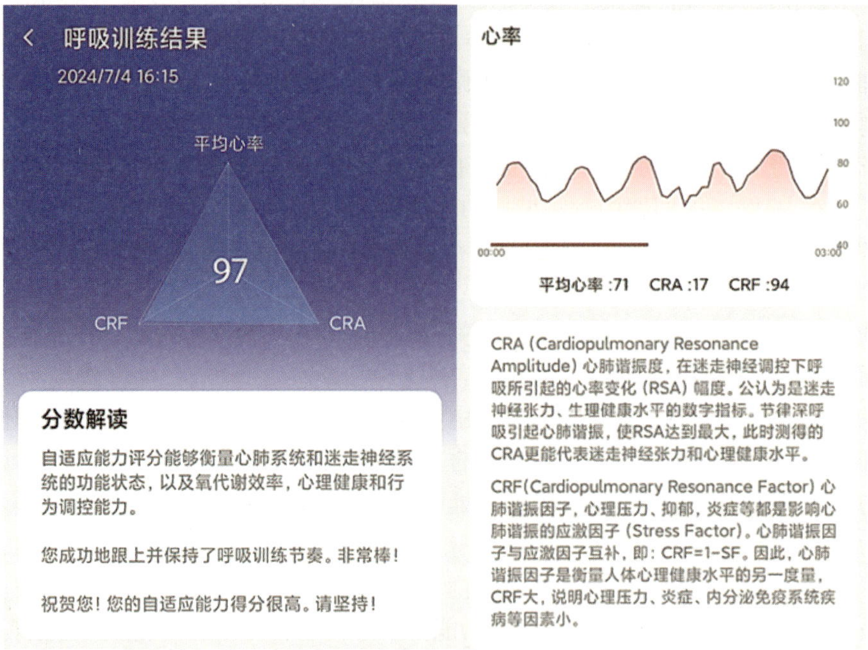

图 5.6　节律深呼吸训练报告

由平均心率、CRA、CRF组成的评分图，分数解读；训练中的心率变化曲线和指标数值；CRA和CRF的生理意义

- 训练处方化。根据呼吸试验评估结果，推荐个性化节律深呼吸处方。例如，对于健康人，呼吸频率在每分钟5～6次，心肺谐振现象越显著，CRA也越高。但对于老年人或慢阻肺患者，他们可能完成不了每分钟6次的节律呼吸，在呼吸试验的评估结果中，每分钟9次的CRA可能比每分钟6次的好。因此，只能取节律呼吸处方的呼吸频率为每分钟9次，或10次。对于系统推荐的呼吸处方，医生和用户可以根据情况，修改和确定呼吸处方。
- 引导智能化。根据个性化节律深呼吸处方，APP以语音和音乐引导节律深呼吸训练。用户只需集中注意力，跟上引导就可以了。
- 效果评估可视化。呼吸训练效果以自适应评分计量。CRA和CRF对自适应评分的贡献以图表示。相应的分数解读分析得分的生理意义，在指标偏低的情况下，指出问题之所在，推荐改进措施。协助用户跟踪呼吸训练进展，有目标、有动力。如图5.6中的呼吸训练报告截屏，在上是CRA、CRF指标和静息心率三个因素综合的自适应得分；左下是分数解读；右边是呼吸训练中的心率变化实测曲线，曲线的幅度，和近似余弦信号的程度，分别对应

CRA和CRF。如果心率变化曲线近似余弦的程度差，需要进一步放松心情，集中精力。

可见，坚实的生理学基础，保障了节律深呼吸训练的效果。以个性化节律深呼吸训练处方为依据，以CRA和CRF为靶向指标，保证了节律深呼吸训练的有效性；语音和音乐引导，指标数字化和可视化，令用户目标明确，操作方便，成就感强烈，不至于“师傅领进门，修行茫茫然”。

2. iWell节律深呼吸训练的效果

以心肺谐振为靶向指标的个性化节律深呼吸训练，不用担心药物副作用，没有锻炼风险，是一种有效的增强身心健康的方法。很多人以此形成习惯，终身受益。

节律深呼吸形成的心肺谐振，可提高通气量、动脉氧合和肺气体交换效率，在强健心肺健康的同时，充足的供氧可滋润神经细胞的线粒体，延长细胞寿命，根据诺贝尔奖获得者Blackburn的研究成果，其有减缓染色体端粒侵蚀，改善身心健康，促进疾病康复甚至益寿延年的功效。正如Blackburn所说，相比较运动、改变环境等方法，节律深呼吸是最为有效的。

诺贝尔奖得主Ignarro认为，PBE增加NO的生成，促进血液流动和氧合，降低血栓。NO还可以通过阻断肺部病毒和细菌的复制达到抗感染效果。国际上多项临床研究表明，慢节律深呼吸训练是一种容易实施、低成本、安全可行的中度新型冠状病毒感染的辅助治疗方法。

节律深呼吸训练提高心理健康水平的效果尤其显著。在更年期妇女的临床试验中，凡是能坚持14次以上的节律深呼吸训练的患者，80%的患者的改良Kupperman更年期症状评分、BDI、PSQI都有显著的改进。在孕妇临床试验中，有不少把节律深呼吸训练作为她们的生活习惯，认为对她们的行为控制有效。节律深呼吸训练在改善学生的学习定力、提高学习成绩上，也表现出非常好的效果。

同时，大量的临床试验也证明，节律深呼吸训练对原发性高血压、心衰、糖尿病都有一定的效果。

5.2.5　睡眠评分

iWell提供睡眠监测和分析。首先根据所测量的PPG、运动、体温、血氧饱和度信号，分期四个睡眠阶段：N1（睡眠）、N2（浅睡眠）、N3（深度睡眠）和REM（快速眼动），然后根据睡眠分期、总时长和睡眠时间，来定量分析睡眠质量，计算睡眠得分，如图5.7所示。睡眠评分基于每个睡眠阶段的持续时间及其对体能恢复的贡献。其中深度睡眠阶段对精神和身体的恢复作用最大。

iWell的睡眠分析有睡眠分期图、总体得分和评分图、分数解读三方面内容，帮组用户深入地了解睡眠质量及其对身心健康的影响。在得分较低的情况下，协助用户找到问题所在和改善措施。

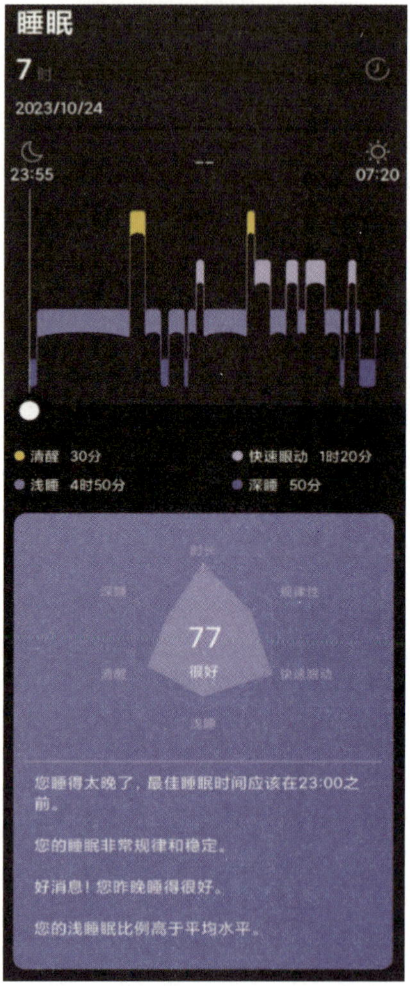

图 5.7　睡眠评分截屏。

图中显示了4个睡眠分期：深睡（深蓝）、浅睡（浅蓝）、快速眼动（浅紫）、清醒（浅黄）。从图中可见，该用户23:55分入睡，7:20起床。其间，清醒状态30分钟，快速眼动80分钟，浅睡4小时50分，深睡50分钟。
睡眠评分图显示了睡眠总得分。它由睡眠总时长、睡眠规律性、4个睡眠分期的时长计算而得。该用户总睡眠时间7小时，得分高；23:55开始睡觉晚了些，因此得分低了些；深睡期时长短也是得分弱项。
根据睡眠分期和评分，给出了睡眠评分解读。针对该用户，提醒用户尽量在23:00之前睡觉。
该截屏是在显示设置中选择了暗黑模式的效果。

5.3　脊神经操

BEM讨论的神经干预，往往都是针对疾病的，确定染病器官所在神经回路和刺激靶点，实施刺激。目前的刺激技术还不具备数字化和智能化，也就是说，刺激参数往往需要人为确定，以最大可承受的刺激强度和刺激时长进行。当然，对于保健和日常居家康复，是不大适合的。本章重点介绍的两个神经干预方法——节律深呼吸训练以及将要介绍的脊神经操，都是针对大众健康提升的方法。由于有提升神经功能的功效，因此对一些神经重构直接引起的疾病，如高血压、心血管、糖尿病、心理问题，有比较好的治疗效果。

5.2.1 脊神经操运动

我们创立的脊神经操是面向全身中枢和外周神经和器官的，有助于机体功能的增强。如图5.8所示，脊椎是中枢和外周神经的载体：中枢包括大脑和脊髓；外周神经则包括自脊椎神经根向周外发散的传出运动神经，分布在脊椎附近的交感神经节，延髓投向脸、颈、心肺、消化、机体的迷走神经，源自骶神经的调控泌尿生殖系统的迷走神经；以及自全身机体和器官所感受信号的脊髓传入通道和迷走神经感受传入通道，包括疼痛感受。

脊神经操不局限于目前解剖学的脊椎的颈椎C1～C8、胸椎T1～T12、腰椎L1～L5、骶椎S1～S5、尾椎C1，还向上扩展了中枢神经“脑椎”B1～B8，将延髓迷走神经、下丘脑、海马体、大脑皮层包括其中；向下扩展了尾椎C1～C5。

脊神经操包括以下4个简单的运动。

站立、腿微曲，思想集中，将意识凝聚于正在运动的椎体，根据iWell APP的语言引导，开始下面的椎体转动：

1. 椎体从前往后转动

（1）自上而下，从“脑椎”B1开始，从前往后转动该椎体一周，顺序移到下一个椎体B2，做同样的转动。转动时，思想集中，体会该椎体神经所控制的目标器官。依次完成中枢神经脑椎B1～B8椎体运动，到颈椎C1～C8，再到胸椎T1～T12、腰椎L1～L5、骶椎S1～S5、尾椎C1～C5。

（2）自下而上，完成从尾椎C5到B1的从前往后转动。

2. 椎体从后往前转动

自上而下，从B1开始到尾椎C5，逐个完成每一个椎体的从后往前转动；再自下而上，从尾椎C5到B1，逐个完成每一个椎体的从后往前转动。

3. 椎体从左往右转动

自上而下，从B1开始到尾椎C5，逐个完成每一个椎体的从左往右转动；再自下而上，从尾椎C5到B1，逐个完成每一个椎体的从左往右转动。

4. 椎体从右往左转动

自上而下，从B1开始到尾椎C5，逐个完成每一个椎体的从右往左转动；再自下而上，从尾椎C5到B1，逐个完成每一个椎体的从右往左转动。

整个脊神经操约需15分钟，最好在清晨或晚上睡前，没有食物饱感时做。

转动椎体时相关肌肉放松，以免引起不必要的肌肉紧张。

由于大多数人没有旋转脊椎的经验，周围肌肉比较僵硬，实现每一个椎体的旋转有一定的困难。只要持之以恒，就会有显著效果。

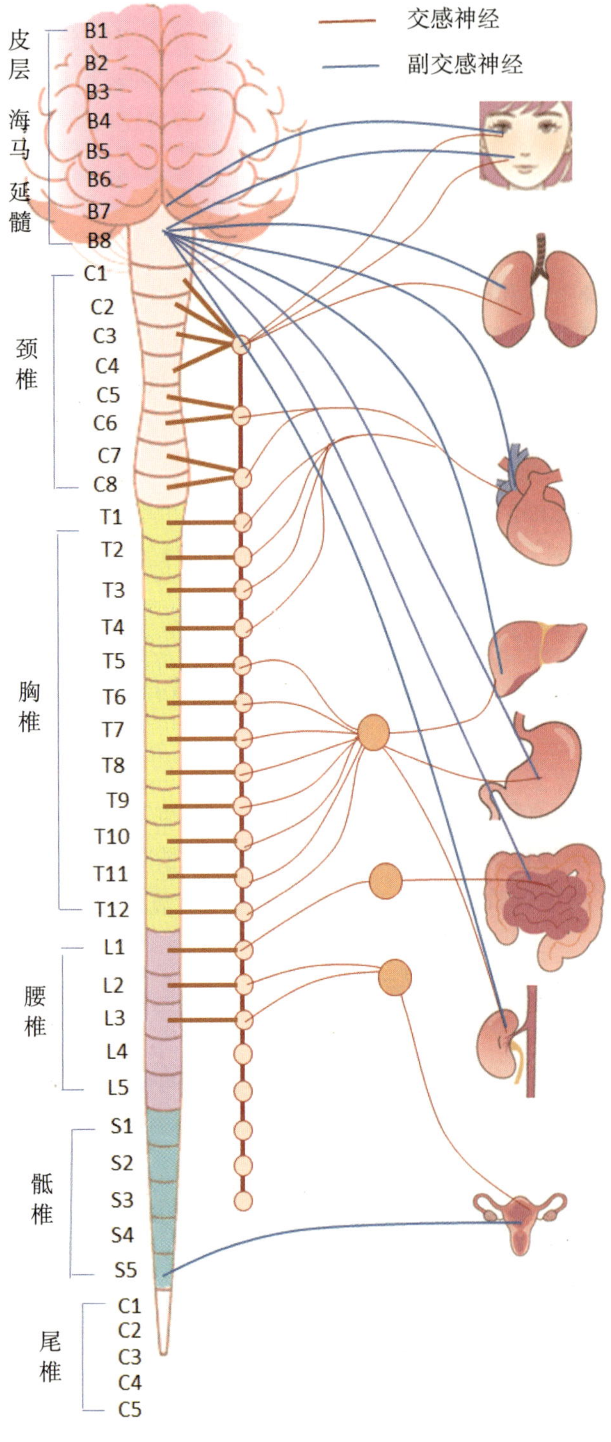

图 5.8　脊神经操示意图

脊神经操运动中枢和外周神经，以及所控制的全身机体和器官，包括：

- 运动脑椎B1到B8，可以活动大脑中枢功能区域，增强认知、记忆和行为控制力。
- 脊椎调控五官和肺，运动会感觉舌下生津。
- 胸椎调控心血管和消化系统，腰椎调控泌尿生殖系统。运动锥体能疏通神经，肠胃不适等反射到锥体的症状得到修复，系统功能得到增强。
- 延髓和骶椎出发的迷走神经调控全身机体和器官，增强迷走神经张力，有抗炎、增强应激能力、提高工作效率等效果。
- 由椎间孔穿过的神经根，包含了感觉、触觉、疼痛神经传入，以及调控全身运动、皮肤、血管、器官的神经传出，全神贯注完成脊神经操，会有全身舒畅、热乎、汗腺通畅的感觉。

脊神经操以前后、后前、左右、右左4种方式，“蛇形”从上向下，再从下向上，转动锥体，运动下述6段锥体神经：脑锥B1到B8，颈椎C1到C8，胸椎T1到T12，腰椎L1到L5，骶椎S1到S5，尾椎C1到C5。

在运动锥体神经过程中，请把全部注意力集中于当前运动的锥体，体会锥体所调控的机体和器官的反应。

准备，点击“开始”，语音引导：

1. 从脑椎开始，由前向后转动锥体；
2. 从脑椎开始，由后向前转动锥体；
3. 从脑椎开始，由左向右转动锥体；
4. 从脑椎开始，由右向左转动锥体；
5. 您已经完成脊神经操。

5.3.2　脊神经操锻炼效果的生理学原理

脊神经操是从大脑中枢到外周神经所有神经回路的运动，涉及全身机体和器官的刺激和锻炼。因此，是最为全面和有效的保健和康复方法。在运动到某个椎体的时候，你会体会到相关的目标器官的反应。例如，在运动调控面部的脑锥B6～颈椎C3时，会感觉到舌下生津。运动腰椎时，也会感觉到肠反应。虽然解剖学上并不存在脑椎体B1～B8，但是运动虚拟的“脑椎”，仍然可以感觉到运动所触及的大脑区域。

脊神经本身是多节椎体组成，承担着支撑人体各种运动和负荷的重担。长坐等单向动作，会严重损坏脊椎。从脊椎构造本身来说，脊神经操能锻炼脊椎，预防颈椎、腰椎等疾病。

脊椎是中枢和外周神经的载体。如图5.9所示，脊髓和脊神经根是嵌入椎管和椎体之间的椎间孔的。椎管和椎间孔的狭窄，都会严重影响神经功能。脊神经根是中枢和外周神经传入、传出的要道。运动椎体是对脊髓和脊神经根的刺激，以脊髓和脊神经根为靶点的刺激，不仅可以疏通全身的神经系统，也可以正常刺激和锻炼感受传入、运动传出和自主神经传出的运行。

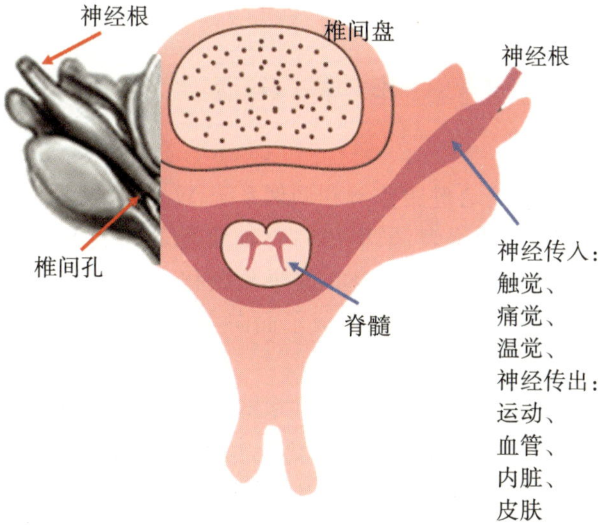

图5.9　脊椎与脊神经示意图

脊椎间组成的管状椎管中含脊髓、脊膜、脊神经根以及供应脊髓、脊膜、椎骨、关节、肌肉和韧带的血管。神经根穿过椎间孔，神经根中包含传入神经和传出神经。传入神经传入身体各部位的感觉，如触觉、痛觉、温觉等信号；传出神经包含控制身体各部分的运动神经，控制内脏、血管、皮肤和机体的交感神经和副交感神经。因此，运动脊椎椎体，不仅有锻炼脊柱、预防椎间盘损坏的作用，更重要的是刺激椎间孔中的神经根，疏通全身的感受器和传入神经，以及调控全身运动、皮肤、血管和器官的传出神经。没有哪一种运动有脊神经操的功效。

交感神经节距离脊椎较近，脊神经操充分运动颈椎、胸椎、腰椎和骶椎，刺激交感神经节，可以增强交感神经，防止神经病变(neuropathy)和功能低下。交感神经功能是支撑人体活动和精力的基础。脊神经操有增强体质，保持精力旺盛的功效。

脊神经操刺激延髓和骶椎相连的迷走神经，增强迷走神经张力。脊神经操形成的刺激经迷走神经传入NTS，影响中枢神经网络；刺激也通过迷走神经传出，调控目标器官和免疫细胞；有抗炎、增强应激、提高竞技和工作效率等效果。

脊神经操运动的“脑椎”，虽然是虚拟的，但从神经通路上，与颈椎是一脉相承的。运动脑椎的时候，同样在大脑相关区域感觉到效果。

神经根中包含其相关器官的状态感受传入神经和调控传出神经，器官的状态会在相关脊神经反映出来。例如，上呼吸道感染和严重的感冒，会产生颈椎椎体的不适；胃肠消化系统问题，也会反映在胸椎和腰椎，产生局部隐痛。脊神经操过程中，会感受到这些隐痛和不适。脊神经操也会缓解和促进这些神经和器官恢复到正常状态。

完成整个脊神经操，整个脊柱周围会发热、出汗，运动效果显著。

由于脊神经操涉及几乎全部神经回路，包括面部大脑中枢、五官、心肺和氧代谢系统、消化和糖代谢系统、泌尿生殖系统和激素平衡，以及全身肌肉和皮肤，是全面的保健方法，也是很多慢性病患者有效的康复途径，更是老年人抗衰老的安全且行之有效的方法。

如果您能坚持脊神经操4周，您会体会到显著效果和变化。当然，脊神经操的效果也会反映在本章所述的身心健康评分，如运动能力评分、自适应评分和睡眠评分之中。

本章小结

本章叙述了面向大众的身心健康监测和调理系统iWell。

iWell硬件可选智能指环或手表，采集PPG、3轴加速度、体温和血氧饱和度。

iWell包括了基于自主神经系统的身心健康监测和评估，重点阐述了两种神经干预方法：个性化节律深呼吸训练和脊神经操；形成了面向大众的自主神经评测、干预和调理的数字健康系统。

自主神经心肺调控系统是人体心肺健康和疾病的中心。我们提出的自主神经调控大模型为人体身心健康的监测、评估、调理提供了理论、技术和智能服务基础。

交感神经响应增益，副交感神经抑制能力，反映迷走神经张力、心理健康和炎症因子的心肺谐振系列指标，是身心健康的核心数字指标。以这些指标为基础，我们总结出了一整套身心健康评分，以大家熟悉的百分值，给用户的身心健康打分，并以图形和文字解读，帮助理解这些评分的意义，给出改进的建议。

iWell也提供了几个自主神经干预和调理方法。个性化节律深呼吸训练是最为有效的、自然的、可以自我达到心肺谐振的方法。心肺谐振不仅达到氧代谢的最高效率，优化NO的生成和传输，保障神经细胞线粒体供氧；更重要的是，在自主神经心肺调控回路谐振的同时，实现了大脑少年功能区的谐振，是提高身心健康水平最为有效的手段。

iWell嵌入了我们提出的脊神经操。中枢和外围神经系统是人体健康的总部，它们集中分布于脊椎周围。脊神经操锻炼脊椎，疏通中枢和外周神经，刺激交感神经节，增强体质和精力；刺激延髓和骶椎的迷走神经，增强抗炎能力和应激反应能力；刺激中枢神经功能区，改善认知和情绪调节功能。脊神经操对整个神经系统、器官和机体都有增强和改善功效。

iWell为您提供了较为系统的身心健康监测和调理的功能和服务。身心健康对于我们是无价的。花一些时间，让iWell协助您认识自己的身心健康状态；再坚持下去，把iWell所提供的运动、节律深呼吸训练、脊神经操作为自己日常生活的一部分。您的健康、工作能力、心情都会有显著的提升。

自主神经调控系统大模型，保证了iWell的科学性、有效性、定量化和智能化。这是我们希望贡献给您的。

为了协助您认识和使用节律深呼吸训练和脊神经操，我们提供免费的手机APP——长青颐iGreen。用手机扫描下面的二维码，它会自动识别您的手机操作系统，提供对应的安装包。

扫码下载长青颐APP

参考文献

[1] Grossman P. Respiratory sinus arrhythmia (RSA), vagal tone and biobehavioral integration: Beyond parasympathetic function[J]. Biological Psychology, 2024, 186: 108739. doi: 10.1016/j.biopsycho.2023.108739.

[2] Young A, Hunt T, Ericson M. The slowest shared resonance: A review of electromagnetic field oscillations between central and peripheral nervous systems[J]. Front Hum Neurosci, 2022, 15: 796455. doi:10.3389/fnhum.2021.796455.

[3] Jacobs T L, Epel E S, Lin J, et al. Intensive meditation training, immune cell telomerase activity, and psychological mediators[J]. Psychoneuroendocrinology, 2011, 36(5): 664-681.

后　记

到这里，基本完成了基于自主神经调控大模型的数字健康的研究成果的呈现，尽管有一些内容还没有包括进去，如定量化迷走神经电刺激；有些内容叙述的深度、清晰度还需要改进。

诚然，国内外已经达成共识，自主神经系统是健康和疾病的中心；近年来的研究进展，使得它已经走到了生物医学和临床的中心舞台。然而，信息和系统科学的介入、生理病理学和信息系统科学大模型的建立，是提供科学分析工具、解决数字化智能化评测和干预的关键。笔者近20年的跨学科研究积累，为这一方向开了个头。

希望本书能抛砖引玉，引起对自主神经系统的深入研究及其广泛应用，成为数字健康领域新技术、新服务的亮点。

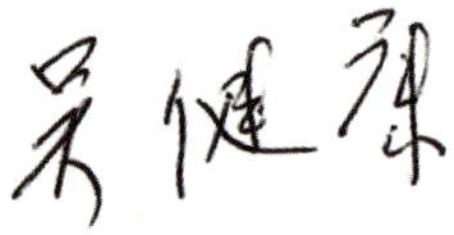

2024年10月